Gelassen zum Glück

100 WEGE ZUR ACHTSAMKEIT

Gelassen zum Glück

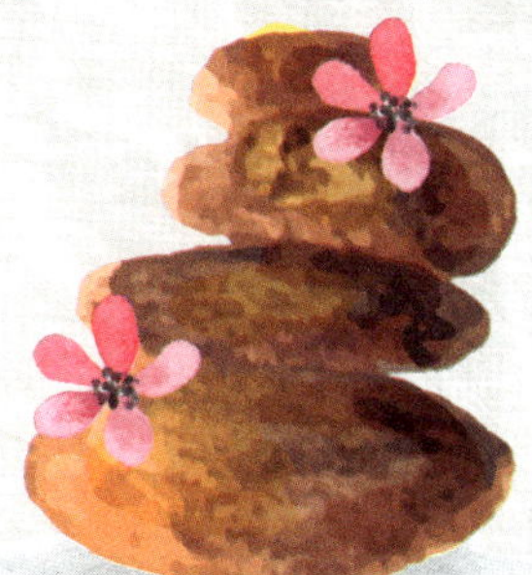

Liebe Leserin und lieber Leser,

es ist ein besonderes Glück, wenn es gelingt, Unabänderliches so anzunehmen, wie es ist. Wenn man Freunde, Kinder oder Kollegen so sein lassen kann, wie sie sind. Wenn man es schafft, sich auf das Gute zu konzentrieren, das auch immer da ist, wenn man nur genau hinschaut. Gelassenheit bezeichnet die Fähigkeit, in schwierigen Momenten objektiv und entspannt zu bleiben und die Geschehnisse als das anzunehmen, was sie sind.

Glück und Gelassenheit sind eng miteinander verbunden. Gelassenheit ist die Entscheidung dafür, den Ereignissen im Leben, den eigenen Emotionen, unseren Mitmenschen unvoreingenommen gegenüberzutreten. Fällt die Bewertung weg, müssen wir keine Kraft mehr darauf verschwenden, Dinge ändern zu wollen, die wir nicht ändern können. Die gesparte Kraft steht uns dann zur Verfügung, die glücklichen Momente im Leben voll und ganz auszukosten.

Allerdings ist es mit der Entscheidung für Gelassenheit alleine nicht getan. Es braucht Mut und die Offenheit, den Geist zur Veränderung zu erziehen. Es ist

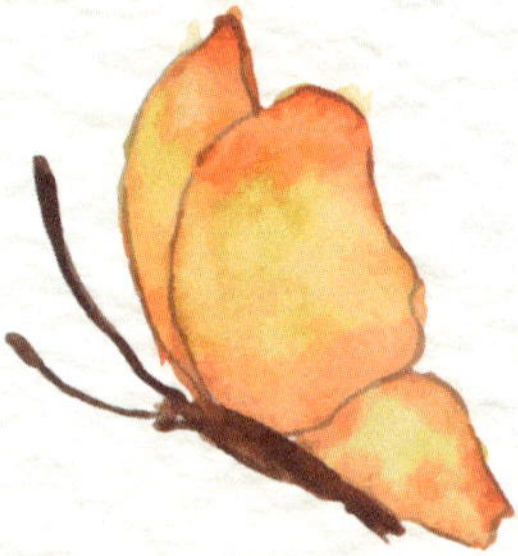

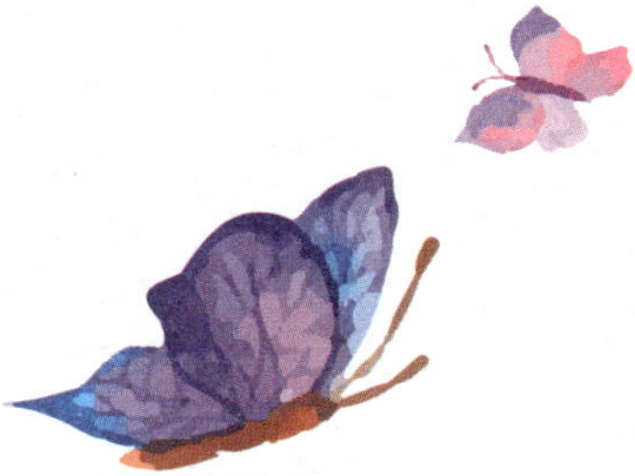

gar nicht so leicht, alte Gedankenmuster endgültig abzulegen, unbefangen zu bleiben und sich von Zeit zu Zeit überraschen zu lassen. Dass Sie offen und mutig sind, beweisen Sie schon mit dem Griff zu diesem Buch. Wenn Sie weiterlesen, werden Sie viele Übungen für Körper und Geist finden, die Sie gelassener machen.

Achtsamkeit ist der Weg zu mehr Gelassenheit. Wenn wir im Moment leben und uns rein auf das konzentrieren, was wir gerade tun, bleibt kein Raum mehr für Vorbehalte und Sorgen. Darum finden Sie hier erprobte Übungen aus der Achtsamkeitslehre, z. B. für eine tiefere Atmung und Yoga-Übungen für ein besseres Körpergefühl. Denn der Körper ist oft mehr an Aufregung und unangenehmen Emotionen beteiligt, als wir annehmen.

Lassen Sie sich von unseren Denkanstößen und Anleitungen inspirieren. Und immer wenn Sie ein wenig länger schmökern als geplant, weil Sie die Zeit vergessen haben, dann wissen Sie: Sie sind genau auf dem richtigen Weg zu mehr Gelassenheit.

Wir wünschen Ihnen viele kleine Glücksmomente bei der Lektüre.

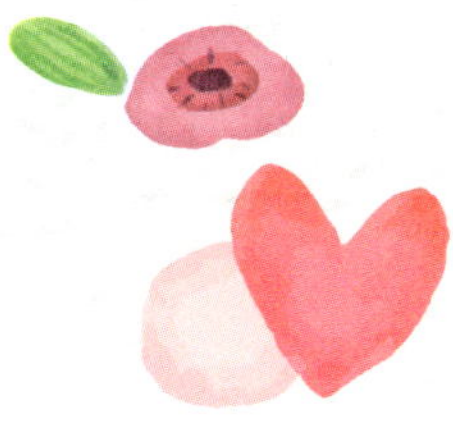

1

DIE BASIS: LUFT ZUM ATMEN!

Alle Achtsamkeitsübungen kehren immer wieder zum Atem zurück. Denn der Atem ist das Zentrum allen Lebens. Wer lebt, atmet und wer atmet, lebt. Unser Körper sorgt, wenn er gesund ist, verlässlich und ganz ohne unser aktives Zutun dafür, dass wir mit Sauerstoff versorgt werden.

Immer, wenn wir diesen Vorgang bewusst beobachten, wird uns deutlich, was für ein Wunder es eigentlich ist, dass wir permanent mit frischer Energie versorgt werden und die verbrauchte Energie abgeben dürfen. Durch tiefes, bewusstes Ein- und Ausatmen können wir uns in einer schwierigen Situation unmittelbar beruhigen. Umgekehrt: Bei einem Schrecken oder wenn wir über etwas Kompliziertes nachdenken, stockt uns der Atem.

Nehmen Sie immer dann, wenn Sie etwas belastet, ärgert oder einfach intensiver beschäftigt, als Sie das möchten, einige tiefe Atemzüge, auf die Sie sich voll konzentrieren. Probieren Sie es aus! Sie werden erstaunt sein, wieviel sich dabei unmittelbar an Ihrem Zustand ändert.

2

„Die Gelassenheit ist eine anmutige Form des Selbstbewusstseins."

Marie von Ebner-Eschenbach,
Schriftstellerin und Dramatikerin
(1830–1916)

3

Gutes Atmen kann man lernen

Auch gutes Atmen will gelernt sein. Oder anders gesagt: Das tiefe, entspannte Atmen, wie wir es an Babys beobachten können und selbst womöglich verlernt haben, können wir uns mit etwas Übung wieder aneignen.

1. Suchen Sie einen Ort auf, an dem Sie ganz ungestört sind und sich eine Weile niederlassen können. Sie können sitzen, liegen oder auch stehen, das spielt keine Rolle.
2. Schließen Sie die Augen und richten Sie Ihre Aufmerksamkeit auf Ihren Atem.
3. Oft verkrampfen sich dabei zunächst einmal die Schultern und wandern Richtung Ohren. Lassen Sie sie möglichst entspannt hängen oder ziehen Sie sie auch aktiv nach unten. Vergrößern Sie den Abstand zwischen Schultern und Ohren.
4. Beobachten Sie nun, wie der Atem in Ihren Körper strömt und ihn wieder verlässt.

Beobachten Sie nur. Kontrollieren Sie nicht.

Das ist schon alles.

4

DA GEHT NOCH MEHR

Sich der eigenen Atmung bewusst zu werden, ist der erste wichtige Schritt auf dem Weg zur Achtsamkeit. Mit ein wenig mehr Muße können Sie Ihrem Atem in noch tiefere Tiefen nachspüren:

1. Bei dieser Übung liegen Sie an einem ruhigen Ort, an dem Sie sich sicher fühlen, entspannt auf dem Boden. Wenn Sie möchten, schließen Sie die Augen.
2. Nun richten Sie alle Aufmerksamkeit auf den ein- und ausströmenden Atem und genießen seinen Fluss und seine Regelmäßigkeit.
3. Ihre gesamte Aufmerksamkeit ist auf den Atem gerichtet. Störende Gedanken nehmen Sie wahr und lassen sie weiterziehen.
4. Sie können spüren, wie Ihr Atem in den Bauch strömt, aber auch in die Flanken und sogar in die Hüften.
5. Wenn der Atem bis in die Zehenspitzen dringt: umso besser.

Ein umfassendes Programm

Achtsamkeit ist überall. Sie begegnet uns in jeder Zeitschrift, im Berufsleben, im Internet und gerade halten Sie eines der vielen Bücher zum Thema in der Hand. Achtsamkeit ist aber kein reines Modethema, auch wenn es momentan so erscheinen mag. Es handelt sich dabei um ein wissenschaftlich fundiertes Trainingsprogramm zur Bewältigung von Stress. Der volle Name lautet MBSR, „Mindfulness Based Stress Reduction", übersetzt also „Achtsamkeitsbasierte Stressreduktion". Dieses Programm umfasst die folgenden Punkte:

- bewusstes Atmen
- achtsame Körperwahrnehmung (auch Body-Scan genannt)
- ausgewählte Yoga-Übungen
- Meditationen im Sitzen und Gehen
- Achtsamkeit im Alltag – sei es beim Kartoffeln schälen oder Autofahren

Wenn Sie spüren, dass Ihnen die in diesem Buch angebotenen Übungen guttun, können Sie Ihre Erfahrungen in einem mehrwöchigen Achtsamkeitskurs noch vertiefen. Geben Sie nur die vier Buchstaben „MBSR" in Ihre Suchmaschine ein oder „Achtsamkeitskurs" und Ihren Wohnort, und Sie werden sicher fündig werden.

Der Ursprung

Ein Molekularbiologe namens Jon Kabat-Zinn suchte Ende der 1970er-Jahre nach einer Möglichkeit, Schmerzpatienten und depressive Menschen von der positiven Wirkung fernöstlicher Meditationspraxis profitieren zu lassen. Sein Weg war, Meditation als eine Art Trainingsprogramm (genannt MBSR, siehe vorhergehende Seite) anzubieten. So konnten auch voreingenommene Patienten von seinem Programm profitieren, er vermied Berührungsängste und verhalf ihnen zur wohltuenden Wirkung von Meditation.

Jon Kabat-Zinn, heute emeritierter Professor der University of Massachusetts Medical School, war damit ungeheuer erfolgreich. Er gründete 1979 die Stress Reduction Clinic und hat mehrere Bücher zu seiner Methode veröffentlicht, die inzwischen von Kliniken, Volkshochschulen und anderen Instituten weltweit in verschiedener Form angeboten wird. Ungezählte Patienten haben so MBSR erlernt und für ihre Heilung genutzt.

7

Alle Anspannung wegmalen

So richtig im kreativen Flow zu schwimmen, ist eine wunderbare Art der Entspannung und somit ein hilfreicher Schritt auf dem Weg zur mehr Gelassenheit. Ganz einfach, unkompliziert und jederzeit mal zwischendurch geht das mit Ausmalbildern. Verlieren Sie sich in den Farben und Formen, atmen Sie tief, lassen Sie Sorgen und Grübeleien außen vor und seien Sie ganz bei sich, Ihren Stiften, Ihrem Motiv. Bevor Sie anfangen, legen Sie am besten alles bereit, was Sie brauchen, spitzen gegebenenfalls Ihre Buntstifte und sorgen nach Möglichkeit dafür, dass Sie ungestört bleiben.

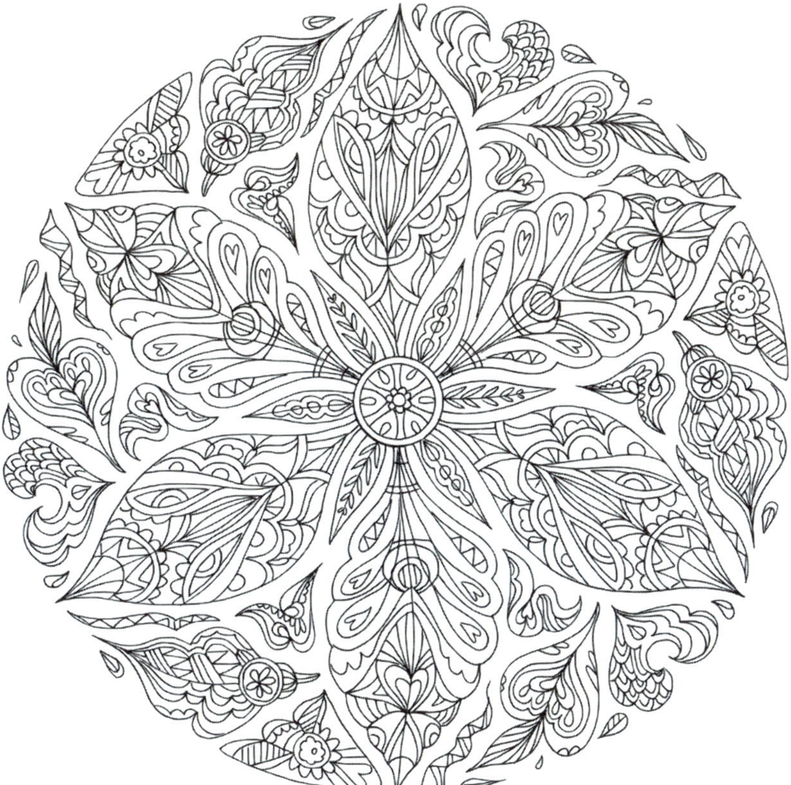

Zwischen zwei Zügen

Es gibt einen Moment oder auch einen Ort, an dem man für kurze Zeit eine besondere Form der Ruhe finden kann. Hierbei handelt es sich um eine Atemübung, für die Sie die vorangegangenen Übungen schon einmal gemacht haben sollten.

Dafür begeben Sie sich in eine meditative Sitzhaltung oder legen sich bequem hin. Sie lassen mit geschlossenen Augen den Atem fließen, ohne ihn zu korrigieren. Wenn er ganz ruhig geworden ist, halten Sie jeweils vor dem Ausatmen kurz inne und atmen nicht. Manche finden es hilfreich, eine Art Schwingtür zu visualisieren, die mit dem Ein- und Ausatmen auf und zu schwingt. An der Stelle des Innehaltens steht die Schwingtür einen Moment offen, bevor sie zurückpendelt. Das bedeutet, dass Sie mit gefüllter Lunge nur kurz, nur so lange es ohne Anstrengung oder gar Beklemmung möglich ist, ausharren. So sorgt diese Übung zusätzlich zum meditativen Aspekt des tiefen, gleichmäßigen Atmens dafür, dass die Herzfrequenz etwas sinkt und eine besonders intensiv gespürte Form der Ruhe entsteht.

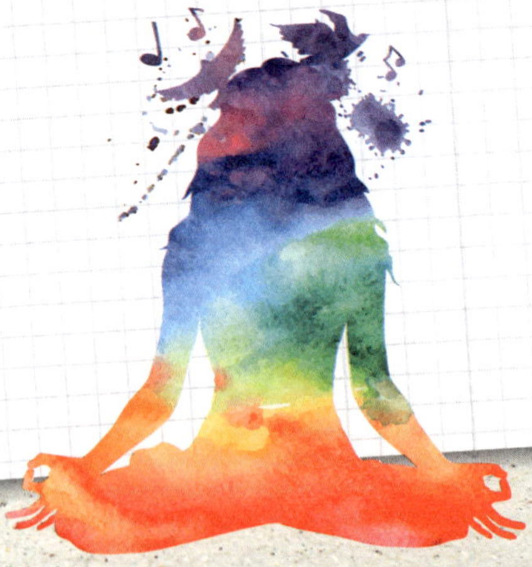

9

REISE DURCH DEN KÖRPER

„Body-Scan“ wird eine zentrale Achtsamkeitsübung genannt, bei der man, verbunden mit tiefem, bewussten Atmen, in die einzelnen Körperteile spürt, um in Kontakt mit sich selbst zu kommen:

- Sie liegen auf einer Yogamatte und strecken sich lang aus. Wenn Sie möchten, schließen Sie die Augen. Konzentrieren Sie sich für den Anfang ganz auf die Atmung.
- Nun richtet sich Ihre Aufmerksamkeit auf die Fläche Ihres Körpers, die den Boden berührt. Sie spüren nach, wo genau der Körper aufliegt. Wie fühlt sich das an?
- Der Reihe nach spüren Sie nun in jedes Ihrer Körperteile hinein. Sie lassen den Atem in Gedanken immer dorthin strömen, wo Ihre Aufmerksamkeit ist. Sie beginnen mit den Beinen, angefangen bei den Zehen. Es folgen, von den Fingerspitzen aus, die Arme, danach Rumpf, Schultern und Kopf. Der Scheitelpunkt ist die letzte Stelle, zu der hin Sie fühlen und atmen.

Eine solche Übung kann auch eine Einschlafübung sein, ist aber als solche nicht gedacht. Versuchen Sie, dabei ganz wach und aufmerksam zu bleiben.

TIPP

Es gibt im Internet gesprochene Anleitungen für den Body-Scan. Auch Audio-CDs sind manchmal erhältlich, teilweise vom Meister Kabat-Zinn selbst gesprochen, diese allerdings auf Englisch.

Meditation im Sitzen

Zum Meditieren lassen wir uns nieder, um die Gedanken, die uns jeden Tag vom Erwachen bis zum Schlafengehen begleiten, für eine kurze Weile zum Stillstand zu bringen. Eine Form der Meditation ist die im Sitzen. Dafür können Sie den Lotossitz einnehmen, ein simpler Schneidersitz tut es aber auch. Alternativ können Sie knien oder einfach nur auf einem Stuhl sitzen. Dabei sollten Sie sich nicht anlehnen, sondern sich so gerade und frei wie möglich halten. Es hilft die Vorstellung, dass an Ihrem Hinterkopf eine Schnur befestigt ist, an der Sie ganz sanft nach oben gezogen werden.

Eine Basismeditation ist es, die Atemzüge zu zählen. Meistens steigen ablenkende Gedanken schon auf, bevor man auch nur bei zehn angekommen ist. Lassen Sie sich davon nicht irritieren. Beginnen Sie das Sitzen mit einigen Minuten und steigern Sie sich langsam. Anfangs erscheint eine Viertelstunde schon sehr lang. Darum sollten Sie sich nicht zu viel vornehmen.

Meine Energiequellen

Gelassen kann sein, wer sich kennt und mit sich in Kontakt ist. Zu tiefer Gelassenheit kann man erst finden, wenn man erkannt hat, worin die Freuden des Lebens liegen und wofür sich das Leben lohnt. Was macht Ihr Leben aus und woraus schöpfen Sie Kraft und Freude? Schreiben Sie es hier auf:

....

....

....

....

....

....

....

....

....

....

12

Cranberry-Zimt-Smoothie

Zimt war einst eines der teuersten Gewürze der Welt, ist heute jedoch für jedermann im Supermarkt erhältlich – zum Glück! Denn Zimt schmeckt nicht nur gut, sondern hilft in Maßen genossen auch gegen allerlei Beschwerden wie Appetitlosigkeit, Verdauungsstörungen, Entzündungen und Erkältung. Als Raumduft soll Zimt darüber hinaus die Stimmung aufhellen und die Kreativität fördern. Außerdem wird er zusammen mit Cashewkernen, Melone und Cranberrys zu diesem leckeren Smoothie, den Sie perfekt am Abend vorbereiten und am nächsten Morgen zubereiten können. Starten Sie entspannt und gesund in den Tag!

Zutaten für 2 Gläser à ca. 350 ml

50 g Cashewkerne ✻ ½ Honigmelone
½ Tl Zimt ✻ 150 g Cranberrys

Zubereitungszeit: 5 Minuten (plus 2 Stunden Einweich- und Tiefkühlzeit)

1. Die Cashewkerne in kaltem Wasser ca. 2 Stunden einweichen. Die Honigmelone schälen, die Kerne entfernen und das Fruchtfleisch in Würfel schneiden. Mindestens 30 Minuten lang tiefkühlen.
2. Die Cashewkerne in ein Sieb abgießen, abspülen und anschließend mit dem Zimt und 250 ml frischem Wasser im Mixer zu einer glatten Milch mixen.
3. Die Cranberrys waschen und hinzugeben. Die gefrorene Honigmelone hinzugeben und alles glatt mixen. Garnieren und sofort servieren.

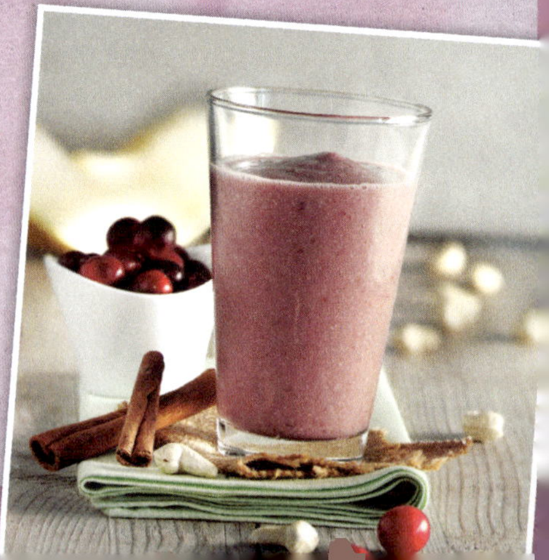

13

Ebbe und Flut

Ein Schüler kam zu seinem Lehrer und sagte: „Ich finde meine Meditationen furchtbar. Dauernd bin ich abgelenkt, ich denke an alles Mögliche, außerdem habe ich immer Schmerzen, und wenn ich keine habe, schlafe ich ein."
Der Lehrer antwortete: „Das geht vorüber."

Bald darauf kam der Schüler und sagte: „Meister, meine Meditationen sind nun ganz wunderbar geworden. Ich fühle mich so konzentriert. Ich spüre Klarheit und Frieden."
Der Lehrer antwortete: „Das geht vorüber."

14

MEDITATION IM GEHEN

Bei der Gehmeditation handelt es sich keineswegs um einen meditativen Spaziergang. Sie wird meist genau wie die Sitzmeditation in geschlossenen Räumen an einem ungestörten Ort geübt. Dabei werden die Füße im Tempo des Ein- und Ausatmens voreinander gesetzt. Der Blick ist auf den Boden gerichtet.
Nehmen Sie sich für jeden Schritt viel Zeit. Dabei spüren Sie dem Abrollen der Füße ganz genau nach. Fühlen Sie, wie Sie erst die Ferse aufsetzen, abrollen und wie zum Schluss die Zehenspitzen den Boden berühren. Die Hände können Sie vor der Brust falten. Wie immer ist wichtig, dass die Schultern entspannt nach unten hängen. So durchqueren Sie gemächlich ein Zimmer, ganz konzentriert auf Ihren Atem und auf Ihre Schritte.

Ankerplatz für die Seele

Es ist vielleicht nicht ganz einfach, sich zur ersten Meditation niederzulassen, wenn einem diese Form der Begegnung mit sich selbst noch fremd ist und man bislang vielleicht nur Klischees damit verbunden hat. Wenn es Ihnen aber gelungen ist, sich der Meditation zu nähern und Sie sie einige Male ausprobiert haben, werden Sie bald feststellen, dass Sie sich positiv auf Geisteshaltung und Körperempfinden auswirkt. Regelmäßigkeit spielt dabei eine große Rolle.

Wie wäre es, wenn Sie sich einen fixen Zeitraum und möglicherweise sogar eine spezielle Ecke in der Wohnung dafür reservieren? Ein fester Raum und ein festes Ritual machen es Ihnen leichter, dran zu bleiben und die Meditation zu einem regelmäßigen Bestandteil Ihres Lebens zu machen. Ähnlich wie eine kleine Atemübung zwischendurch wird Ihnen so außerdem der Gedanke an Ihren „Ort“ im Alltag eine Richtung und einen Halt geben können.

Der Körper als Schlüssel

Gelassenheit ist keine Sache, die allein im Kopf geschieht. Weder kann man sie anordnen noch einfach herbeidenken. Aber es ist auch nicht so, dass sie irgendwann einfach daherkommt, überraschend wie ein spontaner Besuch.

Im Grunde ist unser Körper der Schlüssel zur Achtsamkeit. Denn er zeigt uns ziemlich verlässlich an, wie es uns geht: Womöglich stehen wir äußerlich ruhig vor einer Gruppe und halten einen Vortrag, aber auf dem Hals breiten sich langsam rote Flecken aus. Oder wir wissen, dass es keinen anderen Weg gibt, als die Gehaltsverhandlung endlich anzugehen, doch das Bauchgrimmen zeigt uns an, wie groß der innere Widerstand ist. Unser Körper sagt uns oft deutlicher, wie wir uns fühlen, als unser Geist. Darum finden Sie in diesem Buch auch einige Übungen, mit denen Sie Ihrem Körper zwischendurch zu etwas Entspannung, aber auch zu Erfrischung und Belebung verhelfen können.

Denn wir können über den Körper unsere Gefühle beeinflussen. Über ruhig fließenden Atem zum Beispiel. Durch eine meditative Sitzhaltung. Mithilfe von Yoga-Übungen. Je mehr wir in unserem Körper zu Hause sind und ihn wahrnehmen, desto ruhiger können wir die Dinge angehen.

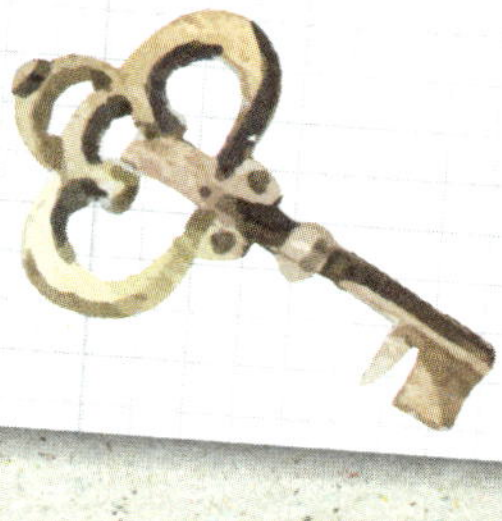

17

Der Baum

Die Baumposition (Vrikshasana) im Yoga erinnert an einen Baum, der – durch die Füße – tief mit der Erde verwurzelt ist und hoch in den Himmel wächst (Arme). Diese Stellung vermittelt ein schönes Gefühl von innerer Ruhe und Frieden. Der Baum trainiert außerdem Gleichgewichtssinn und Konzentration.

1. Im aufrechten Stand verlagern Sie das Gewicht auf das linke Bein und legen den rechten Fuß unten an den Unterschenkel des linken Beins.
2. Lassen Sie das Knie des Standbeins leicht gebeugt, das gibt sicheren Stand.
3. Führen Sie nun die Handflächen vor der Brust aneinander. Verharren Sie 3–4 Atemzüge in dieser Position und senken Sie beim Ausatmen die Arme ab.
4. Üben Sie dann den Baum auf der anderen Körperseite (rechtes Standbein).

TIPP

Wenn Sie sich zu Beginn sehr unsicher fühlen oder immer wieder das Gleichgewicht verlieren, stellen Sie ruhig die Fußspitze am Boden neben dem anderen Fuß ab. Hilfreich ist es auch, einen Punkt in Augenhöhe zu fixieren. Fortgeschrittene legen den gehobenen Fuß auf Kniehöhe an das Standbein und heben die Arme mit den aneinandergelegten Handflächen über den Kopf.

18 →

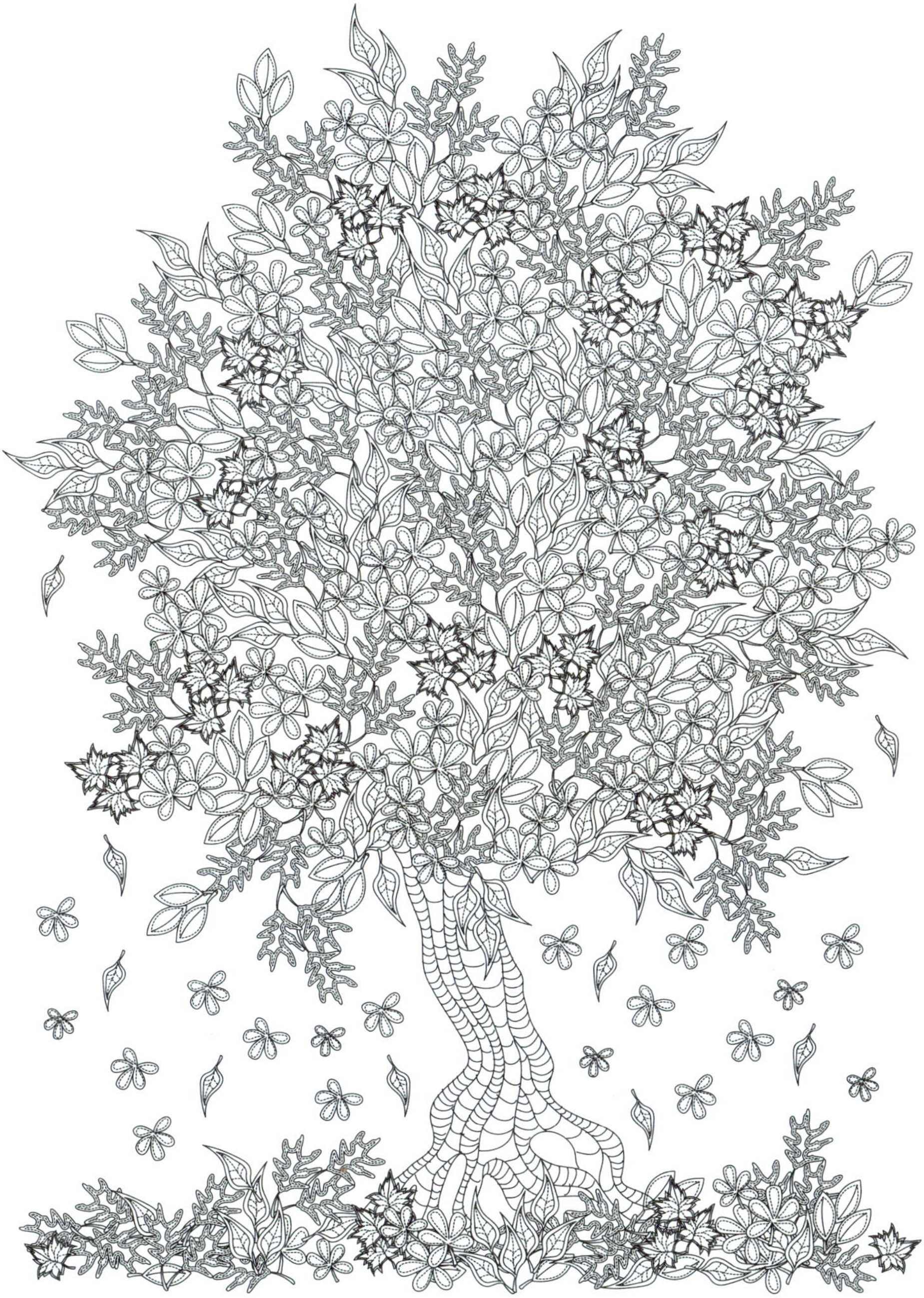

19

Gelassen heißt nicht gleichgültig

Dem Leben und anderen Menschen gelassen gegenüberzustehen bedeutet nicht im Geringsten, gleichgültig zu sein. Auch bei gelassenem Umgang mit Freunden und Kollegen kann man sich um seine Mitmenschen kümmern. Gerade dann! Denn Gelassenheit macht es möglich, das Leben und die Menschen so wahrzunehmen, wie sie sind. Ohne etwas zu leugnen oder zu beschönigen. Es bedeutet, alles anzunehmen, was das Leben zu bieten hat. Das Wahrnehmungsspektrum wird größer, der Horizont erweitert sich. Wer gelassen ist, sieht mehr.

20

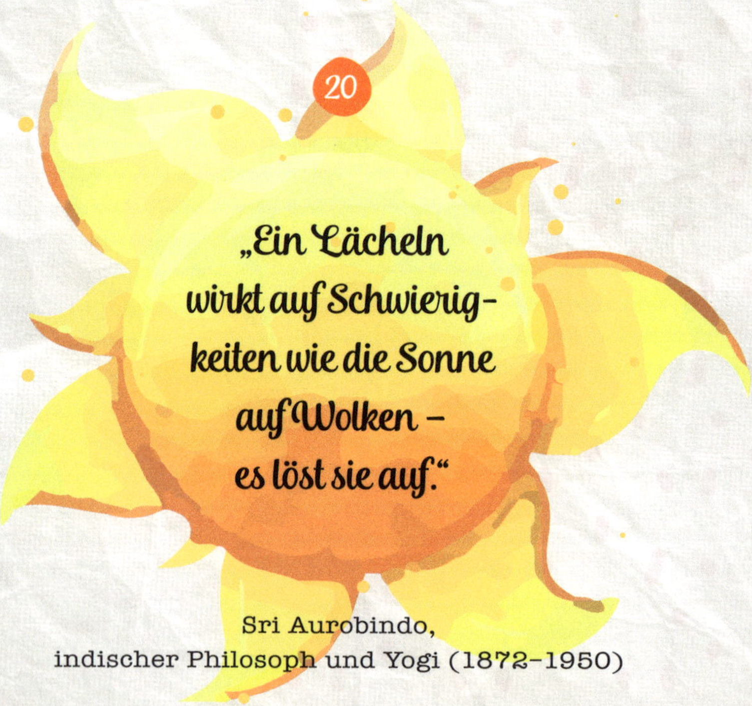

„Ein Lächeln wirkt auf Schwierigkeiten wie die Sonne auf Wolken – es löst sie auf.“

Sri Aurobindo,
indischer Philosoph und Yogi (1872–1950)

EINFACH MAL ANFANGEN

Man müsste mal ... Es wäre schön, wenn ... Ich sollte eigentlich ... Kennen Sie diese Gedanken? Meistens schiebt man sie monate-, wenn nicht gar jahrelang vor sich her. Zum Jahreswechsel werden sie abgestaubt und als gute Vorsätze fürs neue Jahr wiederverwendet.

Es müssen noch Vorbereitungen getroffen werden, der Opa ist noch nicht informiert, die Kinder sind noch nicht groß genug, wir brauchen erst mal eine neue Wohnung. Ausreden gibt es viele. Hinter diesen Ausflüchten stecken oft entweder eine unbestimmte Unsicherheit oder Zweifel am Gelingen.

Packen Sie die einfach mal weg. Fangen Sie an – jetzt! Achtsamkeitsübungen wären ein Beispiel. Ein Spaziergang im Park nach der Arbeit. Vielleicht auch nur die tägliche Zeitungslektüre, ganz aufmerksam, in Ruhe, ohne dass einer dazwischenfunkt. „Man müsste“ gilt nicht. Man kann. Beginne am Anfang. Er ist ein guter Ort um anzufangen.

Herzkissen ohne Nähen

Kreatives Basteln ist eine gute Methode, um abzuschalten und die Achtsamkeit mit etwas Praktischem zu verbinden. Beim Basteln kommen viele verschiedene Sinne zum Einsatz, die Materialien lösen Empfindungen aus, ebenso der Geruch und natürlich die bunten Farben. Konzentration auf das, was da unter den eigenen Händen entsteht, ist gefragt. Alles andere muss für eine Weile warten. Und bei dieser schönen Anleitung können Sie sich am Ende auch noch ganz relaxt in die Kissen kuscheln!

Größe: ca. 30 x 40 cm (größtes Kissen) bzw. je nach T-Shirt-Größe

Material

» altes T-Shirt
» ca. 225 g Füllwatte

Werkzeug

» Schneiderkreide
» Filzstift
» Papier, DIN A3
» Stoffschere

1. Zeichnen Sie als Erstes frei Hand ein Herz auf das Papier, z. B. ca. 30 cm breit, 40 cm hoch. Die Größe richtet sich aber letztlich nach der Fläche des T-Shirts. Wenn Sie noch weitere aussortierte Shirts haben, können Sie weitere kleinere – oder größere – Herzen basteln, denn in der Gruppe sehen die Kissen besonders schön aus.
2. Schneiden Sie Ihr gemaltes Herz aus und legen Sie es auf das T-Shirt. Dabei zeigt die Spitze des Herzens zum Halsausschnitt, um die Fläche bestmöglich auszunutzen. Übertragen Sie nun die Umrisse der Vorlage auf das Shirt.

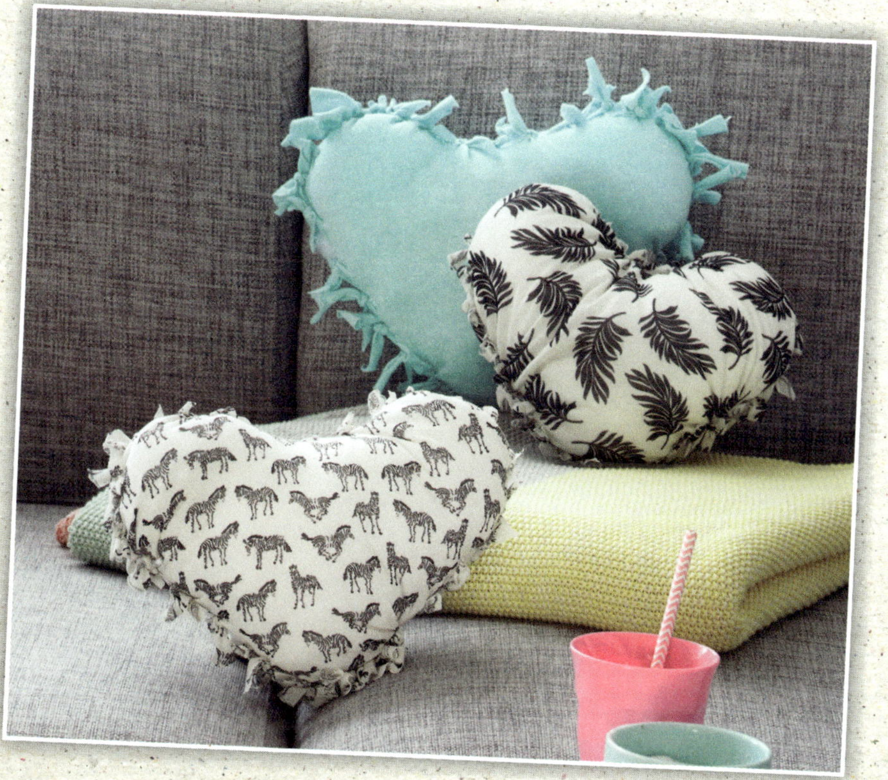

3. Das aufgemalte Herz jetzt mit der Schere ausschneiden und zwar doppellagig, so sind Vorder- und Rückseite des Kissens in einem Schritt erledigt und haben die gleichen Maße.

4. Damit sich das Kissen später zusammenknoten lässt, nun um den kompletten Rand jeweils 4 cm lange Schlitze im Abstand von je 2 cm einschneiden.

5. Jetzt beginnt das Knoten. Die entstandenen Fransen der Vorder- und Rückseite werden jeweils mit einem Doppelknoten verbunden. Die letzten fünf Fransen offen lassen.

6. Durch das Loch wird das Kissen nun mit Füllwatte gefüllt, dann werden die letzten Fransen miteinander verknotet.

Wahrnehmen, was ist

Worum geht es bei Achtsamkeit und Gelassenheit? Es geht darum, die Dinge, die Welt, unsere Umwelt und Mitmenschen so wahrzunehmen, wie sie sind. Es klingt einfach, ist aber manchmal gar nicht so leicht, weil wir darauf trainiert sind, Dinge zu bewerten und zu beurteilen. Die Einteilung in gut und schlecht, oft im Sinne von „angenehm oder unangenehm für mich“ begleitet uns schon von Kindheit an und vermittelt zuweilen Sicherheit im Leben.

Wahrnehmen, ohne zu kategorisieren, zu bewerten und zu urteilen, ist darum schwer. Es braucht Übung und die konsequente innere Erinnerung, nicht in alte Muster zurückzufallen. Unser Geist mit seinen Einstellungen, die er zu allem und jedem hat, mischt sich ständig ein. Er vermeldet, was ihm gefällt und was nicht, worüber er sich ärgert, was er haben oder vermeiden möchte. Diesen Bemerkungen und Einwänden nicht immer Gehör zu schenken und dem Leben Moment für Moment unvoreingenommen zu begegnen – darum geht es.

Annehmen, was ist

Nach dem Wahrnehmen kommt das Annehmen. Denn wir verbrauchen viel Energie und Kraft, wenn wir uns über einen Kollegen ärgern, über einen verpassten Zug oder einen verlorenen Gegenstand. Gelassenheit bedeutet, dass wir nicht nur urteilsfrei wahrnehmen, was ist, sondern auch annehmen, was gerade geschieht. Das Leben funktioniert mal besser und mal schlechter. Die Grundidee bei der Achtsamkeit ist darum, sich immer wieder darin zu üben, die Dinge so zu akzeptieren, wie sie sind – besonders, wenn sie unvermeidbar oder nicht mehr zu ändern sind. Seien es die Gedanken, die aufziehen, wenn man meditiert, oder die Kartoffel in der einen und das Schälmesser in der anderen beim Kochen. Alltägliche Tätigkeiten, ohne sie zu hinterfragen, beurteilen oder ändern zu wollen.

Sofortmaßnahmen

Was tun, wenn der Puls vor Ärger steigt und Sie dennoch ruhig bleiben möchten? Dieser Drei-Stufen-Plan hilft Ihnen, Ihre Gelassenheit wiederzufinden:

- **Durchatmen:** Das ist der wichtigste Schritt, weil einem zunächst der Sinn nach etwas anderem steht, nämlich schimpfen, irrational werden, am liebsten davonlaufen oder Ähnliches. Die Hände auf den Bauch legen und spüren, wie sich die Bauchdecke hebt und senkt. Nur ans Atmen denken.
- **Nichts tun:** Nicht lospoltern, keine bissige Antwortmail schreiben, nicht kopflos voranstürmen und Türen schlagen. Konzentrieren Sie sich im Moment höchster Emotion darauf, vorerst gar nicht zu reagieren. Fahren Sie fort in dem, was zu tun ist, und verschieben Sie Ihre Reaktion auf später.
- **Blitzanalyse:** Auch wenn wenig Zeit ist, weil die Kinder drängeln oder im Beruf eine Entscheidung gefordert ist: Befragen Sie sich, was genau Sie gerade ausrasten lässt. Versuchen Sie, ein konkretes Stichwort dafür zu finden wie: Beleidigung, Abwertung, Ungerechtigkeit, Neid.

Nach einem halben Tag sind der Zusammenstoß mit dem Ehemann, der Anruf des Lehrers wegen wiederholten Störens Ihres Kindes, die verletzende Bemerkung eines Kollegen nicht mehr so dramatisch und Ihre Reaktion wird deutlich angemessener sein.

WIE MACHST DU DAS NUR?

Ein Schüler fragte seinen Meister:
Was tust du, um so gelassen zu sein?

Der Meister sagte: Nichts.

Wenn ich gehe,
gehe ich.

Wenn ich esse,
esse ich.

Wenn ich schlafe,
schlafe ich.

Der Schüler sagte:
Das tun doch alle!

Eben nicht!, antwortete der Meister.

Das habe ich geschafft

Es gibt Situationen im Leben, die man einfach nur aushalten muss. Tiefe Verletzungen, große Schmerzen, Verluste, Zeiten höchster Anspannung und großen Stresses. Wir alle haben mit Momenten oder Phasen im Leben zu kämpfen, denen einfach nichts Gutes abzugewinnen ist – außer, dass man sie überstanden hat. Das ist schon sehr viel und prägt uns für kommende Herausforderungen und Prüfungen. Und es hilft uns, in weniger schlimmen Situationen gelassen zu bleiben. Welche schwierigen Momente haben Sie schon überstanden und schöpfen nun Kraft daraus?

....

....

....

....

....

....

....

....

....

28

Die Zeit vergessen

Das größte Glück ist, wenn man aufhört, sich der Zeit bewusst zu sein, die vergeht. Es bedeutet, dass man in dem, was man tut, so aufgeht, dass es keine Rolle mehr spielt, wie lange es dauert. Im Erwachsenenleben sehen wir Zeit meist als Einschränkung. Entweder erlegen wir uns auf, etwas eine ganze Weile zu tun: Sport machen, putzen, Verwandte besuchen, vielleicht meditieren. Oder die Zeit reicht nicht, wenn es uns gefällt: Der Urlaub ist zu kurz, der Abend mit den Freunden muss viel zu früh enden, weil man am nächsten Tag zur Arbeit muss, und auch Nächte sind allzu oft zu kurz, wenn die Kinder Frühaufsteher sind. So oft es geht die Zeit als Faktor und Einschränkung vergessen, das ist ein schönes Ziel.

29

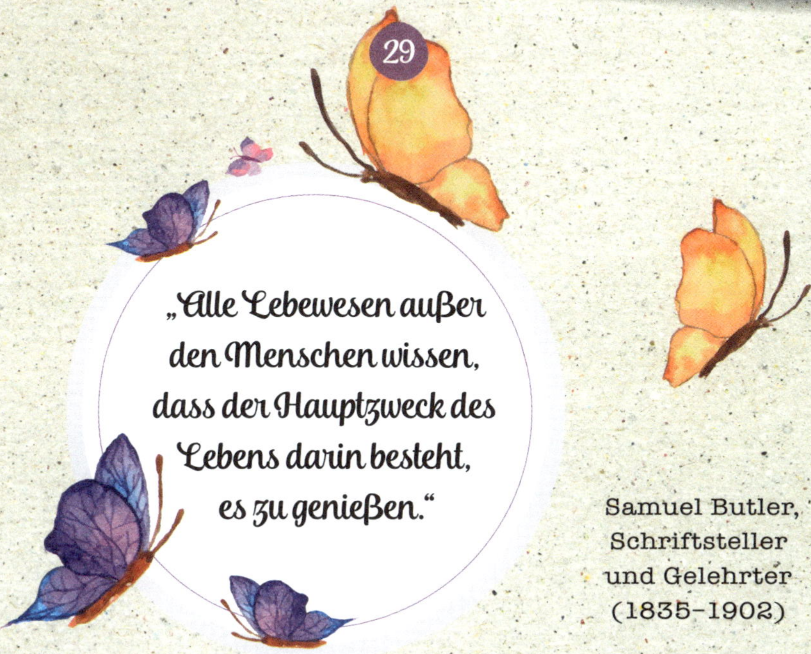

„Alle Lebewesen außer den Menschen wissen, dass der Hauptzweck des Lebens darin besteht, es zu genießen.“

Samuel Butler,
Schriftsteller
und Gelehrter
(1835–1902)

Lassen Sie sich hängen

Wohltuende Entspannung bringt eine kleine Übung, die man in fast allen Lebenslagen kurz einbauen kann. Die einzige Anleitung dafür ist: Lassen Sie so viel wie möglich von sich entspannt hängen.

Das heißt, Sie beugen den Rumpf so weit es geht nach unten und lassen Kopf und Arme baumeln. Wenn möglich, tippen Sie mit den Fingerspitzen auf den Boden oder setzen die Handflächen auf dem Boden ab. Jeder praktiziert die Übung nach seinen Möglichkeiten.

Fassen Sie schließlich die Ellbogen, den rechten mit der linken Hand und umgekehrt, und ziehen Sie sich sanft ein Stück Richtung Boden. Dehnen Sie die Lendenwirbelsäule ein wenig und drehen Sie die Halswirbelsäule vorsichtig hin und her.

Schließlich richten Sie sich ganz vorsichtig wieder auf, setzen Wirbel für Wirbel Ihr Rückgrat wieder zusammen. Danach stehen Sie eine Weile gerade. Dann geht es auch schon wieder weiter.

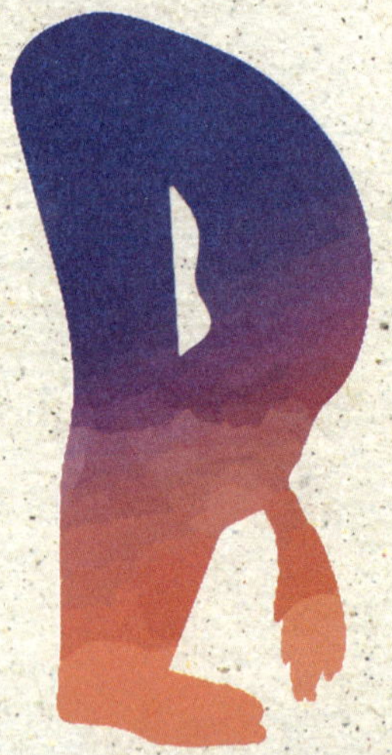

31

Schweigen ist Gold

Was gesagt werden muss, muss gesagt werden. Wer gehört werden will, muss sich äußern. Gerade in den heutigen Zeiten ist es wichtig, den Mund aufzumachen und sich einzusetzen für die eigenen Rechte und die Rechte anderer. Das ist selbstverständlich.

Wenn Ihnen aber gerade die Gelassenheit abhandengekommen ist und Sie das Gefühl haben, einer Sache wütend oder ratlos gegenüberzustehen, gilt das alte Sprichwort immer noch. Schweigen ist oft der eindeutig bessere Ratgeber als drauflos zu wettern. Denn häufig produzieren wir im Moment der Aufregung zu viele Worte, weil wir uns beschwichtigen wollen. In unangenehmen Situationen wollen wir lieber reden als fühlen. Dabei haben wir gar nicht im Blick, ob unser Gegenüber interessiert daran ist. Wir wünschen uns einfach Entlastung und reden, reden, reden.

In dieser Situation verspricht uns Schweigen mehr Entspannung und die leichtere Rückkehr zur Gelassenheit. Halten Sie die unangenehme Situation aus. Lassen Sie Ihre Gedanken auf- und auch wieder vorbeiziehen. Wenn sie sich verzogen haben, werden Sie sich mit weniger Redeaufwand viel klarer ausdrücken können.

Gelassenheit und Atem gehören zusammen

Tiefes Ein- und Ausatmen kann die Pulsfrequenz senken. Die Konzentration auf den Atem lenkt unsere Aufmerksamkeit weg von Ärger und Sorgen. Der Atem hilft uns beim Loslassen, er befreit von Wut, wirkt gegen Angst. Die Konzentration auf den Atem hat immer eine tröstliche Wirkung. Das liegt wahrscheinlich daran, dass der Atem uns zurückbringt zu unserer ganz ursprünglichen Lebensquelle.

Integrieren Sie tiefes Atmen ganz bewusst in Ihren Tagesablauf. Am Anfang des Buches finden Sie verschiedene Übungen dafür. Gerade, wenn Sie mit starken Emotionen in Berührung kommen, hilft der Atem auf zweierlei Weise: Er entspannt und macht Sie gleichzeitig aufmerksam für die Vorgänge in Ihrem Inneren. Wut und Ärger wegzuatmen ist etwas ganz anderes, als sie hinunterzuschlucken.

34

Nimm es nicht persönlich!

Missgeschicke passieren dauernd. Der Bus kommt nicht, obwohl ein wichtiger Termin ansteht. Die Lieblingsboutique schließt und in den Räumlichkeiten wird ein weiterer Handyladen eingerichtet. Der Spanienurlaub ist verregnet. Der Fernseher fällt kurz vor der Länderspielübertragung aus. Schnell denkt man: Sowas passiert immer nur mir.

Dieser Punkt ist die Weggabelung, vor der Sie auf dem Weg zu innerer Gelassenheit oder zu Frust und Unzufriedenheit stehen. Schlagen Sie die gelassene Richtung ein! Es geschehen Missgeschicke überall auf der Welt. Sie geschehen mir, sie geschehen auch anderen. Manchmal betreffen sie mich gar nicht, gehen gerade so an mir vorbei, aber anstatt mein „Glück gehabt" zu feiern, nehme ich es kaum zur Kenntnis und haste weiter. Der Trick ist, solche Dinge nicht persönlich zu nehmen. Sie geschehen, aber nicht „ausgerechnet mir".

35

„Humor ist der Knopf, der verhindert, dass uns der Kragen platzt."

Joachim Ringelnatz
Schriftsteller und Kabarettist
(1883–1934)

EIN PÄUSCHEN EINLEGEN

Erst mal durchatmen, am besten mehrmals, bevor man seinem Ärger Luft macht, das haben wir schon gelernt. Auch bis zehn zählen hilft, bevor man emotional aufgeladen etwas tut oder sagt, von dem man im tiefsten Inneren eigentlich weiß, dass es falsch ist, man aber der inneren Stimme nicht die Ruhe gönnt, so laut zu werden, dass man (auf) sie hört.

Atmen und zählen: Wenn Sie diese alten Wundermittel schon etwas geübt haben, bauen Sie Ihre Methoden für mehr Gelassenheit vielleicht noch ein wenig aus. Fortgeschrittene versuchen es mit ein paar Minuten Meditation in schwierigen Situationen. Ziehen Sie sich kurz an einen ruhigen Ort zurück. Setzen Sie sich morgens eine Weile still hin, wenn Sie das Gefühl haben, dass die Nacht unruhig war. Üben Sie am Abend, wenn Ärger Sie wachhält, das Einschlafen mithilfe des Body-Scans. Wenn es möglich ist, schlafen Sie über eine wichtige Entscheidung oder einen Konflikt am besten sogar eine Nacht. Verschaffen Sie sich und anderen ein wenig Zeit, bevor es zu einem unnötig heftigen Zusammenstoß kommt. Teilen Sie sich auch mit. „Ich bin wirklich verärgert und ich brauche einen Moment, bevor ich weiter darüber sprechen kann", „Wir sind beide emotional aufgeladen, bitte lass uns nachher oder morgen nochmal darüber sprechen, wenn wir ruhiger sind." So vermeiden Sie den Eindruck, dem Konflikt aus dem Weg gehen zu wollen und geben auch Ihrem Gegenüber die Chance, gelassen an die Sache heranzugehen.

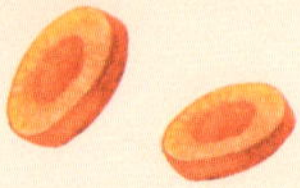

Gelassen kochen und genießen

Kochen kann ungemein entspannend sein. Schnippeln, braten, brutzeln, abschmecken – das alles gewürzt mit einer Prise Achtsamkeit, schon wird beinah eine meditative Übung daraus. Nehmen Sie sich doch mal wieder Zeit für die Zubereitung eines leckeren Essens, ganz Stück für Stück, (fast) ohne Fertigprodukte. Und wenn Sie mögen, genießen Sie es in geselliger Runde. Es muss nichts Kompliziertes sein. Schon mit einfachen Mitteln lässt sich etwas Abwechslung auf den Teller zaubern. Zum Beispiel mit Nudeln aus Gemüse, die Sie ganz leicht mit einem Gemüse-Spiralschneider herstellen können. Alternativ sehr fein und sorgfältig schneiden. Konzentrieren Sie sich ganz und gar auf Ihr Tun.

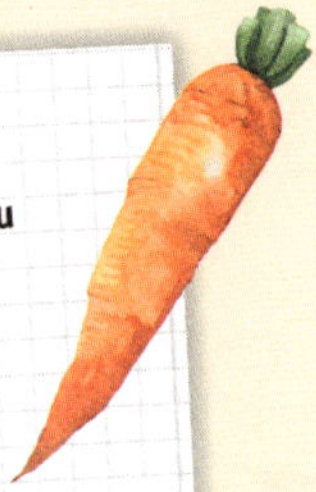

Zutaten für 4 Portionen Asia-Gemüsepasta mit Tofu

» 400 g Tofu
» 2 cm Ingwer
» 2 Knoblauchzehen
» 4 El helle Sojasauce
» 6 El Sesamöl
» Salz
» 2 große Möhren (ca. 250 g)
» 2 große Petersilienwurzeln (ca. 250 g)
» 1 große Zucchini (ca. 250 g)
» 100 g Zuckerschoten
» 30 g Erdnüsse
» ½ Chilischote
» 8 Stängel Koriandergrün

1. Den Tofu in dünne Scheiben schneiden. Ingwer und Knoblauch schälen, fein hacken und mit Sojasauce, 2 Esslöffeln Sesamöl und 1 Prise Salz verrühren. Den Tofu zugedeckt in der Marinade ca. 30 Minuten ziehen lassen.
2. Die Möhren und Petersilienwurzeln schälen. Die Zucchini waschen. Jeweils die Enden abschneiden und mit dem Spiralschneider in dünne Spaghetti schneiden, zwischendurch die Nudeln kürzen. Die Zucchininudeln salzen.
3. Die Zuckerschoten putzen, kurz in Salzwasser blanchieren, abseihen, abschrecken und abtropfen lassen.

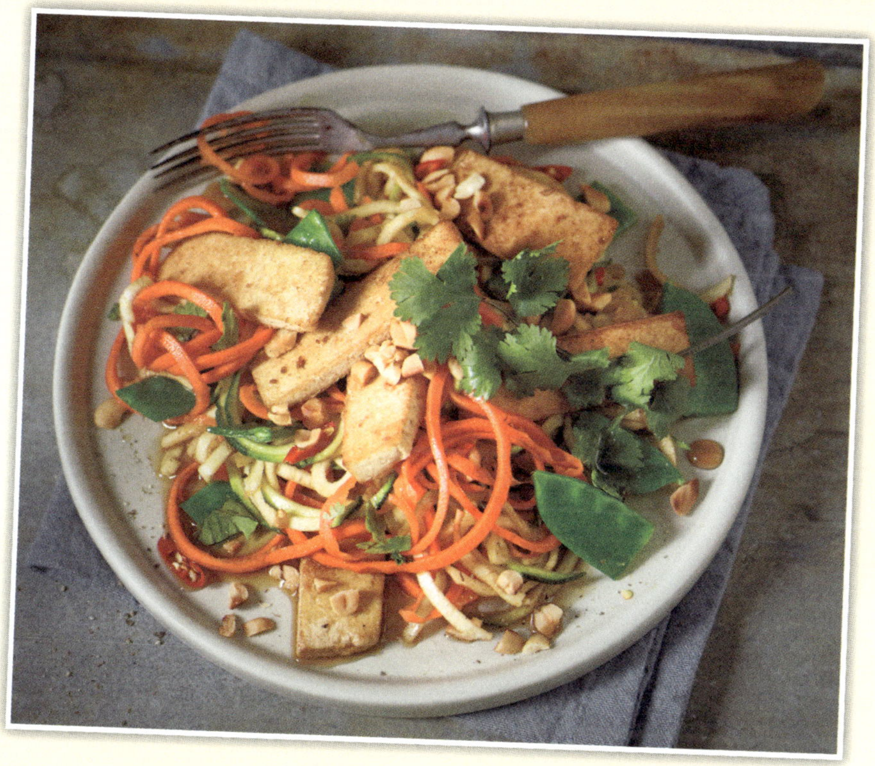

Die Erdnüsse in einer Pfanne ohne Fett rösten und klein hacken. Die Chilischote waschen, putzen und in feine Ringe schneiden. Den Koriander waschen, trocken schütteln, die Blätter abzupfen und fein hacken. Die Zucchininudeln abspülen, abtropfen lassen und trocken tupfen.

4. In einer Pfanne 2 Esslöffel Sesamöl erhitzen, Möhren- und Petersilienwurzelnudeln zugeben und unter Rühren 2–3 Minuten anbraten. Zucchininudeln, Zuckerschoten und Chili dazugeben und ca. 1 Minute unter Rühren braten. Mit Koriandergrün, Sojasauce und Limettensaft abschmecken.

5. Den Tofu aus der Marinade nehmen. Das restliche Sesamöl in einer Pfanne erhitzen und den Tofu auf beiden Seiten kurz anbraten. Den Tofu auf Tellern anrichten, die Gemüsenudeln darauf verteilen und mit Erdnüssen bestreuen. Sofort servieren.

Kopf hoch

Anspannung macht sich bei den meisten Menschen, insbesondere bei denen, die viel am Schreibtisch arbeiten, in Form verkrampfter Nackenmuskulatur bemerkbar. Es ist aber nicht nur die Haltung vor dem Computerbildschirm, die die Nackenverspannung begünstigt. Es ist auch der innere Zustand, der sich in der Verkrampfung äußert.

Manchen lastet vielleicht zu viel auf den Schultern, seien es Sorgen im Beruf oder die Gedanken an geliebte oder allzu ungeliebte Menschen. Gesenkter Kopf und hochgezogene Schultern sind auch ein Ausdruck von Anspannung im Sinne eines befürchteten Angriffs.

Lassen Sie darum ein paar Mal am Tag ganz bewusst den Nacken los. Ziehen Sie die Schultern nach unten und Ohren und Hinterkopf nach oben. Nehmen Sie einige tiefe Atemzüge. Und befragen Sie sich ruhig dabei: Was belastet mich, was bedrückt und beschwert mich? Wer sich selbst zuhört, bekommt auch eine Antwort.

Entschleunigung

Entschleunigung ist in der heutigen Zeit ein stark abgenutztes Wort. Man liest es überall, ganze Bücher fassen alles Wissenswerte zum Thema zusammen. Manchmal fragt man sich, wie das gelingen soll: Mit dem rasanten Tempo, das das Leben erreicht hat, Schritt zu halten und dann auch wieder dagegenzuhalten. Ist das nicht ein unmöglicher Spagat?

Ist es nicht. Das Bedürfnis nach Gelassenheit, Gemütlichkeit und verlangsamtem Tempo ist eine normale Reaktion auf ein Zuviel an Information, Gleichzeitigkeit, Ansprüchen an ein gelungenes Leben. Wieder zur Einfachheit und Langsamkeit zurückzukehren ist ein menschliches Bedürfnis. Darum dürfen wir guten Gewissens Pausen einlegen, Dinge hinterfragen, auf sich hören, die Freizeit nicht überladen, überflüssige Informationen ignorieren. Die Konzentration auf das Wesentliche ist eine Bewegung. Schließen Sie sich an.

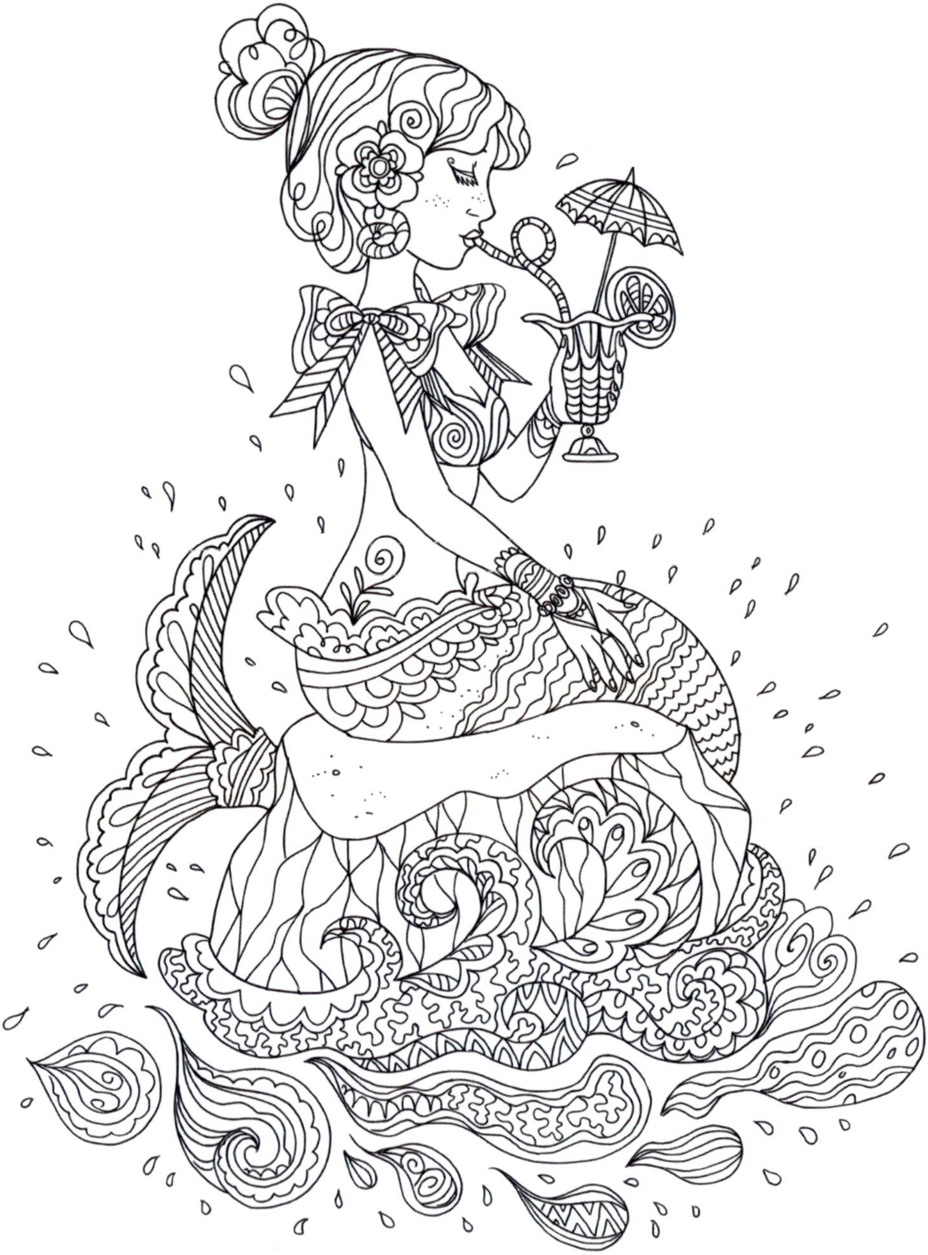

← 40

41

DIE TAFEL PUTZEN

Unseren Geist können Sie sich als Tafel vorstellen. Am Morgen ist sie noch unbeschrieben, nur ein paar Schlieren vom letzten Putzen sind noch drauf. Wenn Sie dann Ihr Tagwerk beginnen, arbeiten, kommunizieren, erledigen, sich hier und da freuen, ärgern oder Sorgen machen, füllt sich die Tafel mit Gedanken. Bis zum Abend ist sie komplett vollgeschrieben. Vielmehr noch: Kreuz und quer sind da die verschiedensten Gedanken übereinander gekrakelt, sodass man sie kaum noch lesen kann.

Meditation ist das einfachste Mittel, die Tafel zwischendurch abzuwischen. Die Gedanken, die sich im Kopf drehen, freundlich, aber bestimmt vor die Tür zu setzen. Frei und klar zu werden. Dass die Tafel immer wieder vollgeschrieben wird, werden Sie nicht verhindern. Aber es ist leicht zu erlernen, ab und zu für Klarheit und Ordnung zu sorgen.

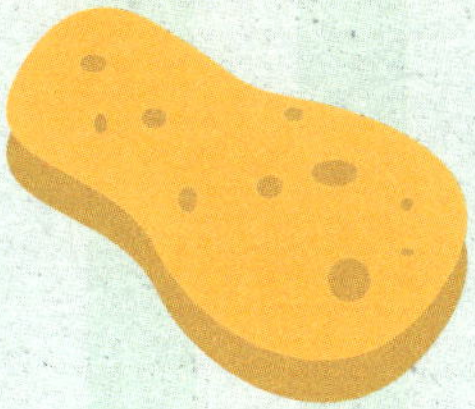

VIEL LÄRM UM NICHTS

Bedrängnis, Sorge, Enge im Kopf – wenn etwas nicht gelingt, wenn Ärger droht oder wenn der Stress überhandnimmt, ist die akute Empfindung dazu einfach nur unangenehm. Im Rückblick sind die Schmerzen oft vergessen und man erinnert sich mit einem Lächeln oder versöhnlichen Gedanken. An welche unangenehmen Begebenheiten können Sie sich erinnern, die sich im Nachhinein als halb so schlimm herausgestellt haben?

....

....

....

....

....

....

....

....

....

....

43

SO SIND DIE GEDANKEN. SIE LAUFEN
LUSTIG VORAUS WIE HÜNDCHEN.
ICH HABE ZWEI.
EINS HEISST **WER WEISS**,
DAS ANDERE **KANN SEIN**.

Wilhelm Busch,
Dichter und Zeichner (1832–1908)

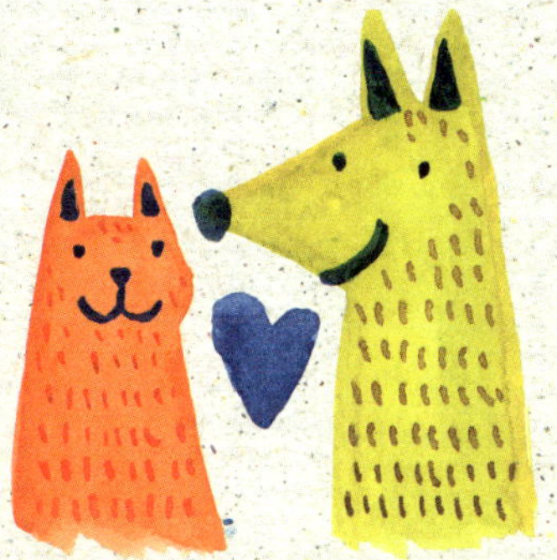

44

Ich nehme noch einen! Oder?

Ein Achtsamkeitsanker kann auch ein kurzer Moment im Hier und Jetzt sein, wenn Sie ihn sich bewusst machen. Es gibt wiederkehrende oder ähnlich geartete Situationen, in denen Sie mit etwas Übung immer öfter erkennen werden, wann Sie diesen Anker auswerfen können. Kennen Sie zum Beispiel das Gefühl, beim ersten Bissen eines leckeren Gerichts gleich nachnehmen zu wollen? Beim ersten Schluck Kaffee den Gedanken an die zweite Tasse? Beim Genuss von etwas Pikantem schon Vorfreude auf die süße Nachspeise? Wenn Sie sich dabei beobachten, stellen Sie fest: Da läuft das Gehirn schon mal voraus. Die fehlende Muße soll mit Menge ausgeglichen werden. Dabei könnte die Freude viel größer sein, wenn man sich auf das konzentrierte, was gerade ist.

Genau in diesem Moment ist wieder Zeit für die Rückkehr an den Ort, an dem Sie sich befinden. Für die Rückkehr zu dem, was Sie in diesem Moment tun. Zum ersten Schluck Kaffee. Zu Ihrem Anker. Ob später das Bedürfnis nach mehr besteht, können Sie nicht wissen. Wichtig ist nur, dass Sie es nicht vorwegnehmen.

WELLNESS FÜR HAUT UND SEELE

Kleine Wellnessrituale entspannen und können ganz unaufwendig sein, sodass Sie sie immer mal wieder in den Alltag einbauen können. Diese Gelmaske verleiht Ihrer Haut einen richtigen Frischekick und mindert Rötungen. Schnell und portionsgenau angerührt, legt sich die Maske kühlend auf die Haut, entspannt und vitalisiert. Nehmen Sie sich ein paar Minuten Zeit und genießen Sie in aller Ruhe und ganz bewusst das angenehme Gefühl auf der Haut und den fruchtigen Duft.

Zutaten

» 30 ml Wasser
» 1 El Chiasamen
» 150 g Wassermelone
» 1 Tl Hagebuttenkernöl
» 1 ½ El Tonerde

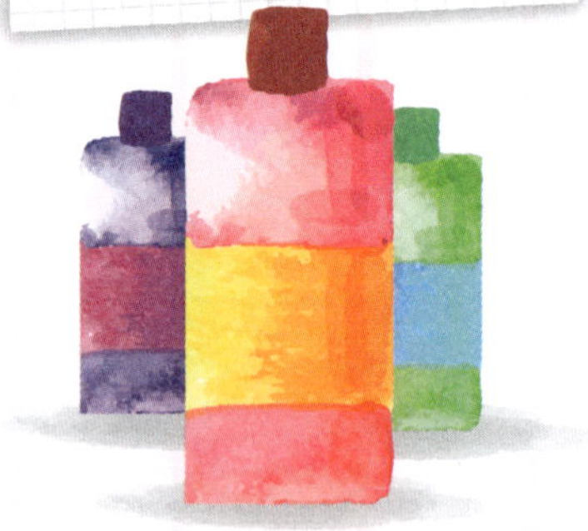

Herstellung

1. Das Wasser lauwarm erhitzen. Die Chiasamen einrühren und ca. 10 Minuten quellen und eindicken lassen. Gelegentlich umrühren.

2. In der Zwischenzeit die Melone von der Schale lösen, die Kerne entfernen, würfeln und pürieren. Dann ausdrücken, das geht am besten mithilfe eines feinen, sauberen Baumwolltuchs. Es sollten ca. 50 g entwässertes Melonenpüree übrig bleiben. In das Chiasamen-Gel einrühren.

3. Für einen zusätzlichen Frischekick ca. 5 Minuten in den Kühlschrank stellen. Dann das Hagebuttenkernöl unterrühren.

4. Um die Konsistenz zu verbessern, die Maske mit der Tonerde abbinden. Vor dem Auftragen nochmals kurz verrühren.

Anwendung

1-mal wöchentlich mit etwas Druck auf das zuvor gereinigte Gesicht auftragen. Am besten eignet sich hierfür ein Kosmetikspatel. Mund- und Augenpartie aussparen. 15 Minuten einwirken lassen. Mit kaltem Wasser abspülen.

Haltbarkeit

Die Maske sollte möglichst direkt nach der Herstellung angewendet werden. In einem verschlossenen Tiegel hält sie sich im Kühlschrank ca. sieben Tage.

TIPP

Diese Gelmaske ist auch als SOS-Maske bei Mückenstichen oder bei einem leichten Sonnenbrand angenehm. Die Tonerde kann durch Maisstärke oder Sojamehl und die Wassermelone durch Gurke ersetzt werden.

Info: Chia ist eine Pflanzenart aus der Gattung des Salbei und war bereits den Mayas bekannt. Die Samen dieser einjährigen, krautigen Pflanze sind sehr reich an Antioxidantien, Proteinen, Ballaststoffen, Vitaminen, Mineralstoffen und Omega-3-Fettsäuren. Melone besteht zu 95 % aus Wasser. Kein Wunder, dass sie erfrischt und die Haut mit Feuchtigkeit versorgt. Hagebuttenkernöl, auch als „Wildrosenöl“ bezeichnet, wird von alters her erfolgreich gegen Narben eingesetzt. Da es die Zellteilung beschleunigt, regeneriert sich das Gewebe schneller. Das Öl sorgt außerdem für eine Verbesserung der Kollagenstruktur.

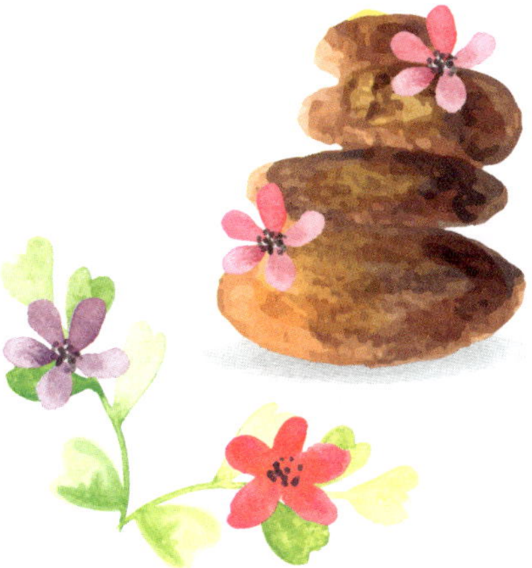

Die Multitasking-Falle

Im Gehen essen, vor dem Fernseher lesen, eine wichtige Mail immer wieder für Telefonate unterbrechen: Die Möglichkeiten zum Multi- und Switchtasking im Alltag sind vielfältig. Manchmal sehen wir uns aus Zeitmangel gezwungen, sehr viele Dinge an einem Tag zu erledigen und darum auch vieles fast gleichzeitig zu tun. Öfter noch ist es aber nur eine innere Unruhe, die uns nicht erlaubt, uns ganz gelassen auf eine einzige Sache zu konzentrieren und sich ausschließlich ihr zu widmen.

Beobachten Sie sich, wenn Sie mehrere Tätigkeiten gleichzeitig ausführen. Ist das notwendig? Raubt es Ihnen nicht mehr Zeit und Kraft, als dass Sie dabei etwas gewinnen? Fragen Sie sich an solchen Punkten: Was brauche ich wirklich? Was fehlt mir? Was kann ich weglassen? Manchmal ist ein Ruck nötig, solche Gewohnheiten zu durchbrechen.

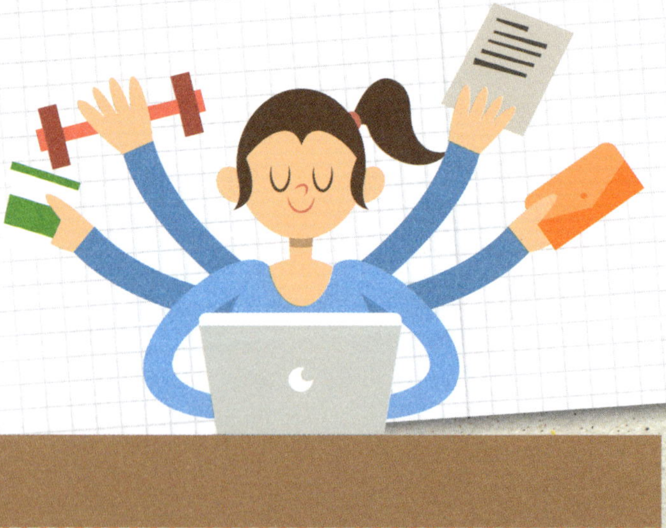

47

NICHTS IM STUNDENPLAN

Als Gegenprogramm zu Tagen voller Multitasking genießt Nichtstun derzeit große Aufmerksamkeit. Während früher Müßiggang als aller Laster Anfang bezeichnet wurde, gilt das süße Nichtstun heute als der neue Meilenstein auf dem Weg zum kleinen Glück. Man liest so oft davon, dass man sich schon fast verpflichtet fühlt, Nichtstun mit auf den Erledigungszettel zu schreiben. Irgendwann abends mal oder an einem ruhigen Wochenende.
Vielleicht ist diese auf den ersten Blick etwas merkwürdig erscheinende Idee sogar ganz gut! Die meisten Menschen sind nicht in der Lage, sich wie eine Katze auf dem Fensterbrett zusammenzurollen und den Tag geruhsam verstreichen zu lassen. Dafür sind sie zu sehr Mensch mit Sehnsüchten und Zielen. Außerdem nagt das „es gibt immer was zu tun“ am Gewissen. Da aber unsere Stundenpläne selbst in der Freizeit immer voller werden, damit nur ja keine Aktivität unter den Tisch fällt, wie wär's? Dringendes Vorhaben: Sonntag bis 12 Uhr keinen Finger rühren. Wenn es gut läuft, den ganzen Tag.

48

Scheitern ist sehr wohl vorgesehen

So viele Coaches sorgen sich um unser Wohl. Wer Schwierigkeiten hat, beim neuen Tempo der Welt mitzuhalten, wendet sich am besten an einen Fachmann, der darin ausgebildet ist, uns für diesen Wettlauf fit zu machen. Der kann unsere Sicht auf die Dinge optimieren und dafür sorgen, dass auch unsere Lebensumstände sich zum Guten wenden. Scheitern ist dabei nicht vorgesehen. Manche schreiben es sogar dick auf ihre Fahnen, wohl um uns Mut zu machen, dass auch uns alles gelingen kann.

Aber: Wir machen nicht mit. Wir behalten uns das Scheitern vor. Im Großen wie im Kleinen. Ein Neuanfang im Beruf kann genauso danebengehen wie das Wenden eines Pfannkuchens in der Luft. Scheitern gehört dazu. Und das ist gut so! Denn wer ständig Angst vorm Scheitern hat, riskiert nichts und wird das Leben genauso wenig in ganzer Fülle genießen können wie jemand, der jeden Tag nur Butterbrot isst statt Pfannkuchen.

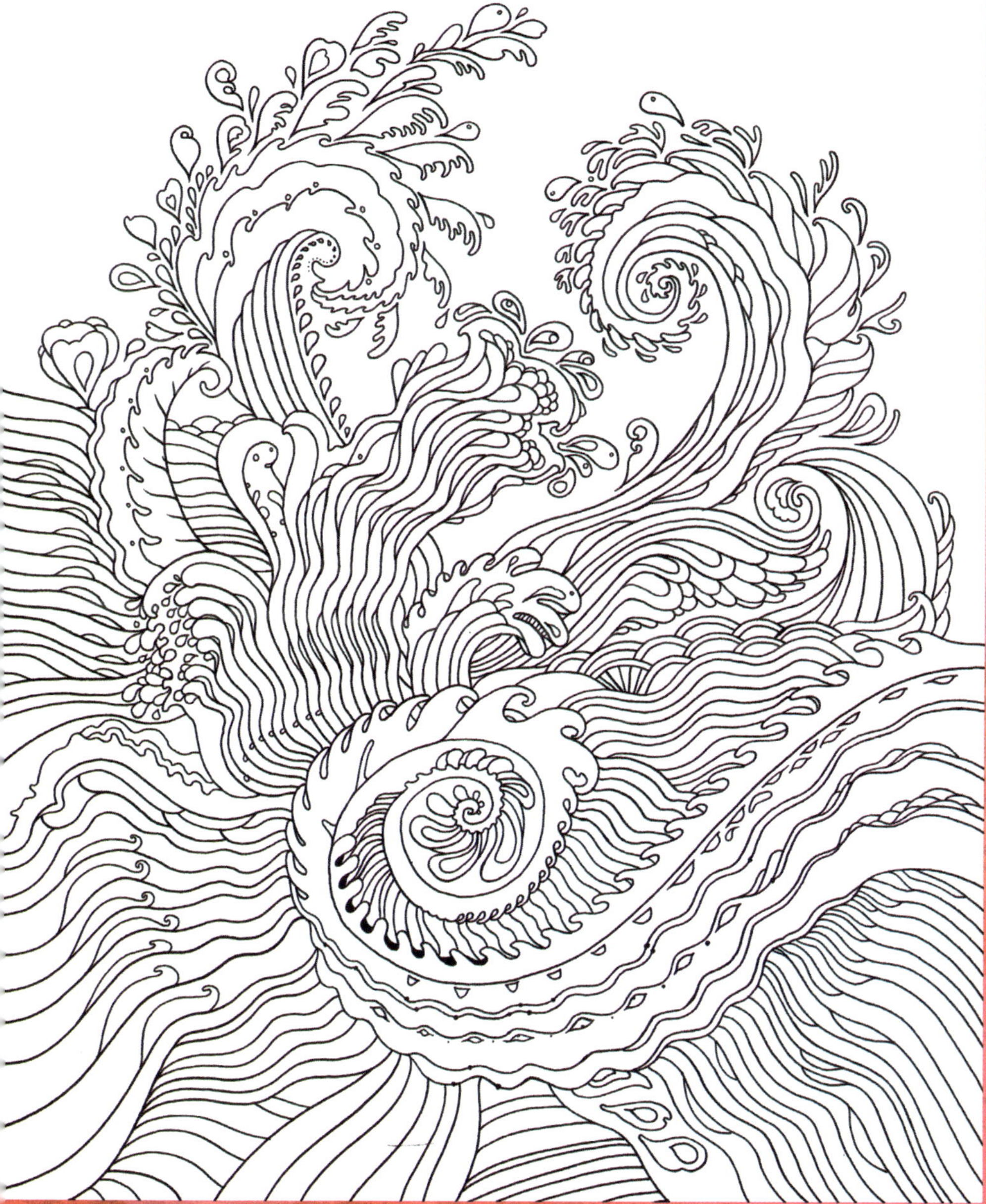

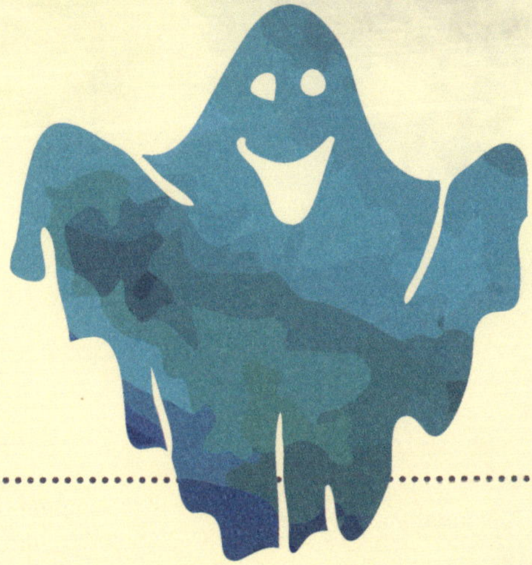

SCHRECK LASS NACH

In Gelassenheit auf etwas zu blicken, wovor wir Angst haben, ändert die Perspektive. Gelassen bedeutet in dem Fall einfach: hinschauen, nichts beschönigen, annehmen. Keine Ausflüchte und Geschichten erfinden, nicht beschwichtigen.

Diese wertfreie Haltung befreit den Geist, weil er die Dinge sehen darf, wie sie sind. Er muss sich nicht verbiegen, muss keine Rolle spielen, darf alles so verstehen, wie es ist.

Sie werden merken, dass das, was man annimmt, seinen Schrecken verliert. Wenn man im Kleiderschank ein Gespenst vermutet, ist die beste Idee, einfach mal nachzuschauen. Vielleicht stellt man dann fest, dass man Motten hat, dass alle Kleider unmodern sind oder dass das alles unmöglich zusammenpasst. Aber das Gespenst ist auf jeden Fall verschwunden.

Weg damit!

Zur Organisation unseres Alltags gehört das Entsorgen des Mülls. Wir beobachten den sich füllenden Mülleimer, stopfen eventuell eine Weile noch mehr dazu, stellen Geruch fest – aber irgendwann wird es Zeit für den Gang zur Mülltonne. Manchmal begleitet von Diskussionen darum, wer denn dran sei, den Gang auf sich zu nehmen.

Eigentlich verhält es sich ebenso mit dem Müll, der sich in unserer Seele ansammelt. Oft lassen wir ihn liegen, schlucken Ärger und Sorgen hinunter, packen noch etwas drauf und hoffen das Beste. Kritisch wird es jedoch auch hier, wenn wir den richtigen Zeitpunkt der Entsorgung überschreiten, der Müll anfängt zu stinken und damit uns und andere belästigt.

Aber wie werden wir unseren Seelenmüll wieder los? Wenn wir entsprechende Tricks und Techniken beherrschen, können wir vor allem darauf einwirken, dass sich gar nicht erst zu viel Müll ansammelt. Zweitens sollten wir dafür Sorge tragen, dass das wenige regelmäßig innerlich verarbeitet und somit entsorgt wird. Eine Meditation, ein paar ruhige Minuten über dem Notizbuch, ein gutes Gespräch und auch Träume – Stichwort ausreichend Schlaf! – helfen dabei. Zeit dafür sollten Sie sich also so oft wie möglich nehmen, denn sie ist wertvoll investiert. Anschließend ist der innere Mülleimer nämlich so gut wie leer und wieder bereit, neuen Inhalt aufzunehmen. Leer bleiben wird er nie. Das ist der Lauf der Dinge, im Alltags- wie im Seelenleben. Aber Sie können dafür sorgen, dass er nicht überläuft.

DAS KROKODIL

Die Yogaposition des Krokodils (Nakrasana) dehnt und lockert die Muskulatur der Halswirbelsäule und trägt so dazu bei, Anspannung abzubauen (siehe auch Weg 38, „Kopf hoch"). Es macht den unteren Rücken beweglich und regt die Nierentätigkeit an. Das Krokodil ist eine Übung mit einer besonders intensiven Wirkung auf die Wirbelsäule. Sie hat auch in der Therapie ihre Bedeutung und wird von Einsteigern wie von Geübten durchaus als wohltuend empfunden.

1. Legen Sie sich auf den Rücken und strecken Sie Ihre Arme zur Seite aus. Die Handflächen zeigen nach oben. Die Beine sind lang ausgestreckt.
2. Ziehen Sie das linke Bein etwas an und setzen Sie den linken Fuß am Boden ab, das rechte Bein bleibt ausgestreckt. Nun schieben Sie langsam das linke Knie zur rechten Seite (über das rechte Bein) und drehen dabei den Kopf zur linken Seite. Sie empfinden jetzt diese Übung wie eine Verwindung des gesamten Rückgrats.
3. Atmen Sie tief ein, halten Sie den Atem einen Moment an und drehen Sie dann beim Ausatmen den Kopf in einer ruhigen Bewegung nach rechts und Ihre Beine/Knie entsprechend nach links. Bei dieser Verwindung dreht das Becken mit, d. h. nur eine Gesäßhälfte bleibt im Kontakt mit dem Boden.
4. Wiederholen Sie die Übung zur anderen Seite. Wiederholen Sie den Wechsel von einer zur anderen Seite mindestens sechsmal.

Achtung!

So segensreich das Krokodil zur Vorbeugung von Rückenbeschwerden ist, so behutsam sollten Menschen üben, die bereits Rückenschmerzen haben. Bandscheibengeschädigte sollten diese Übung meiden.

Wunschmobile

Wer Veränderungen bewirken möchte, muss wissen, welche es sein sollen. Wer etwas braucht, muss sagen, was er haben will. Oft hilft das Formulieren eines Wunsches schon ganz immens, diesem Wunsch ein Stück näher zu kommen. Schreiben Sie darum Ihre Wünsche auf und formulieren Sie, was Ihnen zu Ihrem Glück fehlt. Geben Sie gewissermaßen eine Bestellung auf.

Eine schöne Bastelarbeit für einen ruhigen Sonntagnachmittag ist das Wunschmobile. Dafür schreiben Sie auf verschiedene Zettel die Wünsche, die Sie an Ihr Leben und vielleicht auch die Lieben in Ihrem Leben haben.

Der Rest funktioniert wie bei einem normalen Mobile: Sie befestigen die Zettel an Schnüren, die wiederum an Holzstäben befestigt sind. Wer möchte, kann die Wünsche auch aufrollen, sodass sie nicht für jeden zu sehen sind. Der tägliche Blick auf das Mobile erinnert Sie im wahrsten Sinne des Wortes daran, Ihre Wünsche vor lauter Alltagstrott nicht aus den Augen zu verlieren.

Wenn sich ein Wunsch erfüllt hat, können Sie ihn gegen einen neuen austauschen oder vielleicht gegen ein kleines Erinnerungsstück von der Wunscherfüllung.

54

Es steht geschrieben

Auch die Bibel wusste schon, dass es wenig bringt, sich um die Zukunft Sorgen zu machen. Bei Matthäus 6, Vers 34 ist nachzulesen: „So seid nun nicht besorgt für den morgigen Tag, denn der morgige Tag wird für sich selbst sorgen. Jeder Tag hat an seinem Übel genug.“ Das liest sich vielleicht dramatisch, will uns aber nur sagen, dass es ausreichend ist, sich über das Gedanken zu machen, was ist. Was war oder was sein wird, dass soll die Sorge von gestern gewesen sein oder die von Morgen werden.

55

VON HEUTE AUF MORGEN

Der Schlüssel zur Gelassenheit ist neben einem gesunden Körperempfinden auch ein guter Schlaf und entspanntes Aufwachen. Bedenken Sie, dass ein gelungener Tag im Grunde schon am Abend vorher anfängt. Er beginnt nämlich bedeutend besser, wenn der Kopf am Vorabend nicht angefüllt wurde mit Konsumgütern aller Art, also Nahrung, Alkohol, aber auch Ablenkung und Informationen. Wer zu viele unerledigte Dinge mit ins Bett nimmt, schleppt sie mit sich durch die Nacht und steht auch wieder mit ihnen auf.

Wenn Sie mit Ihrem Schlaf nicht zufrieden sind, dann betrachten Sie doch einmal den Verlauf Ihrer Abende. Richten Sie eine ruhige Stunde für sich ein, in der Sie den Tag Revue passieren lassen, vielleicht ein paar Zeilen aufschreiben, eine Viertelstunde meditieren, einen Body-Scan durchführen. Machen Sie das für eine Weile, also mindestens für einige Wochen, und beobachten Sie in dieser Zeit Ihren Schlaf. Sie werden sicherlich eine Veränderung bemerken.

Aprikosen-Lavendel-Marmelade

Zeit für einen entspannten und leckeren Start in den Tag! Am besten mit selbst gekochter Marmelade. Genießen Sie schon bei der Zubereitung den Duft der Lavendelblüten und beim Frühstück den herrlich fruchtigen Aprikosengeschmack.

Zutaten für 4 Portionen

900 g reife Aprikosen (entsteint gewogen) ✳ 3 getrocknete Lavendelblüten
100 g Honig ✳ 400 g Gelierzucker (3:1) ✳ saubere Marmeladengläser

Zubereitungszeit: 20 Minuten (plus 5 Minuten Garzeit und 12 Stunden Zeit zum Ziehen)

1. Die Aprikosen waschen und in einem Sieb abtropfen lassen. Die Aprikosenhaut abziehen, die Früchte halbieren, entsteinen und in Stücke schneiden. Die Lavendelblüten klein hacken. Alle Zutaten in einen großen Topf geben und abgedeckt, am besten über Nacht, ziehen lassen.
2. Den Topf auf die Herdplatte stellen, die Masse aufkochen und 3 Minuten unter Rühren sprudelnd kochen lassen. Den aufsteigenden Schaum mit einer Schöpfkelle abschöpfen. Den Topf von der Herdplatte ziehen und etwas Flüssigkeit auf einen kalten Tellerrand geben. Wenn die Flüssigkeit nicht fließt und sich eine feine Haut bildet, ist die Marmelade fertig (Gelierprobe).
3. Die Marmelade zügig in heiß ausgespülte Gläser füllen. Diese sofort verschließen und 5 Minuten auf den Kopf stellen.

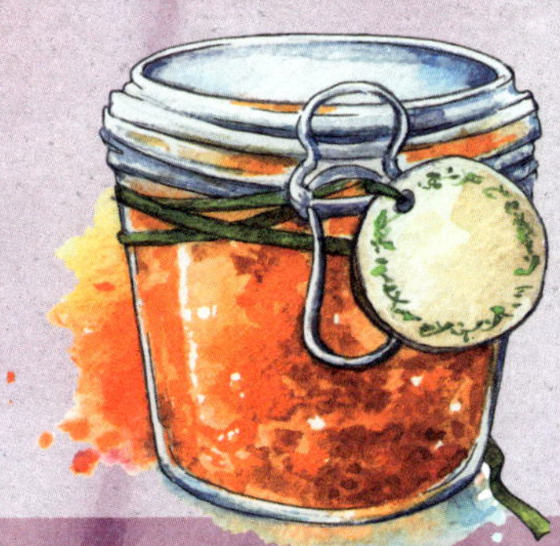

57

Das dauert ja ewig!

An manchen Tagen beobachtet man sich und kann nicht glauben, wie umständlich und zerstreut man ist. Schon wieder etwas liegen gelassen – also nochmal zurück, obwohl das Auto schon gestartet war. Im Supermarkt drei Mal zurück zur Gemüsezone, weil die inneren Kochpläne sich während des Einkaufens ändern. Beim Sortieren der Steuerunterlagen fehlt eine wichtige Quittung, bis sich nach langem Suchen herausstellt, dass sie genau an der richtigen Stelle eingeheftet war.

Das dauert ja ewig, nörgelt der innere Pedant und zieht genervt die Augenbrauen hoch. Ja, antworten Sie ihm, stimmt, und gehen gelassen weiter Ihren Weg. Denn es dauert so lange es dauert. Dass man zerstreut ist, liegt an einem Übermaß an Informationen, dem wir ausgesetzt sind. Wenn man sich schwer tut mit Entscheidungen, dann vielleicht, weil der Geist sich auf diese Weise ein wenig Freiheit nimmt. Gestatten Sie sie ihm.

58

„Nur Geduld!
Mit der Zeit wird
aus Gras Milch."

Polnisches Sprichwort

59 ⟶

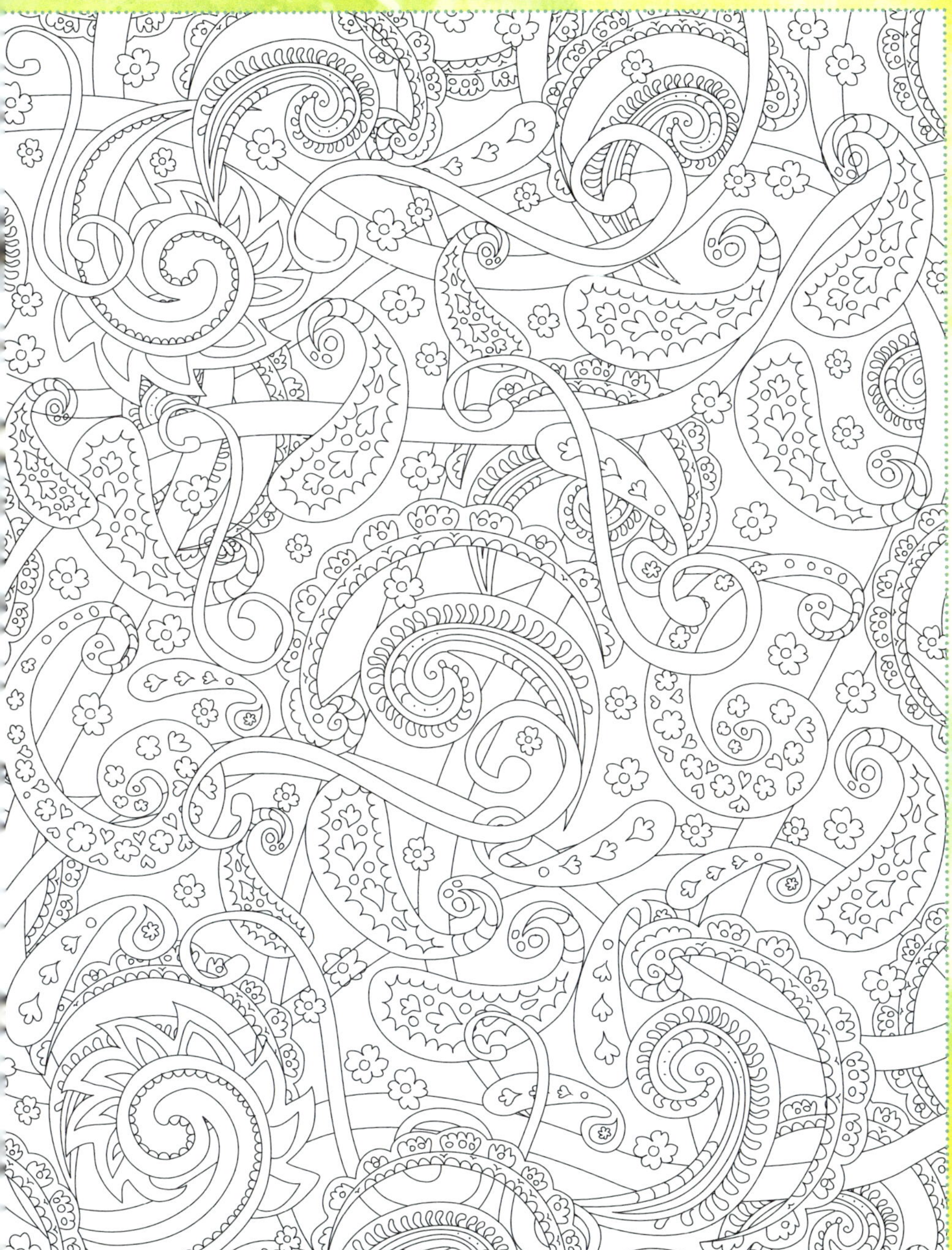

Ausschalten und aufschlagen

Ein immer wieder probates Mittel gegen zu viele Reize ist der Ausknopf. Leider erscheint uns nach einem anstrengenden Tag oder einem unangenehmen Treffen oft die attraktivste Methode der Entspannung der Einsatz von Unterhaltungsmedien. Aufs Sofa hauen, den Fernseher einschalten und in Traumwelten abtauchen, oder auch einfach surfen, die Neuigkeiten in den sozialen Medien checken und lustige Videos anschauen.

Dabei ist erwiesen, dass das Abhängen vor der Mattscheibe mehr Kräfte absorbiert, als wir glauben. Deswegen kommen wir auch oft viel später davon weg, als wir uns das vorgenommen haben. Im Nu ist die Zeit verflogen. Streaming-Dienste mit fast unendlicher Auswahl machen es noch leichter, Folge um Folge einer Serie oder mal eben an einem Abend einen ganzen Spielfilm zu schauen. Finden wir dann doch den Ausknopf, ist zwar die Neugier, wie es weitergeht, befriedigt, aber irgendwie sind wir trotzdem häufig nicht erholt und zudem unbestimmt unzufrieden, nichts anderes mit unserer wenigen, wertvollen Freizeit angefangen zu haben.

Es muss ja nicht gleich eine komplette Absage an das abendliche Fernseh- oder Internetvergnügen sein. Aber wenn Sie sich hier wiedererkennen, dann versuchen Sie doch ab und an mal – vielleicht an ein paar festgelegten Tagen pro Woche – gar nicht erst anzuschalten und stattdessen ein Buch aufzuschlagen. Oder sich nochmal vom Sofa aufzuraffen und einen Spaziergang oder ein paar Yogaübungen zu machen. Sie werden sicher schnell merken, wie gut Ihnen das tut, und vielleicht auch feststellen, dass Sie mehr Freizeit haben, als Sie dachten.

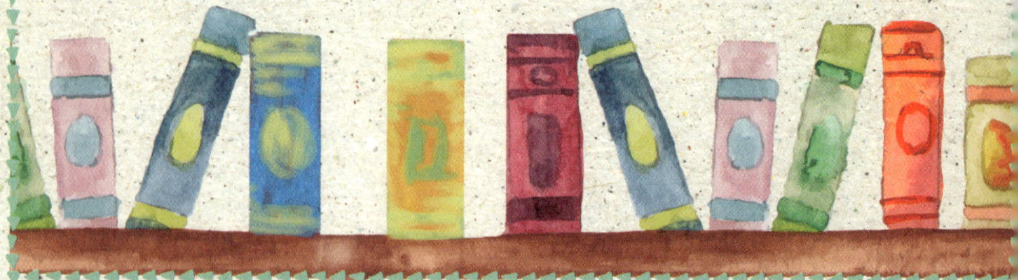

KLEINE PAUSE FÜR DIE SCHULTERN

Im wahrsten Wortsinne hartnäckigen Verspannungen beugen kleine Lockerungsübungen zwischendurch am besten vor. Egal, ob Sie es regelmäßig ins Fitness- oder Yogastudio schaffen oder nicht, Ihr Körper braucht jeden Tag Beachtung und sollte möglichst selten über längere Zeit reglos verharren müssen.

So ist es zum Beispiel sehr wirksam, immer mal wieder die Schultern zu lockern, indem man sie in beide Richtungen entspannt kreisen lässt. Wenn etwas mehr Platz ist, können Sie auch die Arme zur Seite strecken und mit den Händen kleine Kreise beschreiben, die sich bis in die Schultern hinein fortsetzen.

Ziehen Sie sie dabei weit zu den Ohren hin und dann auch weit hinunter. Der Kopf bleibt dennoch aufgerichtet, der Rücken ist gerade. Sie können diese Übung im Sitzen oder Stehen ausführen.

Wandregal aus Eisstielen

Bauen Sie sich aus vielen (gesammelten oder im Hobbyfachhandel gekauften) Eisstielen ein originelles, kleines Wandregal, um Erinnerungsstücke von besonders schönen Erlebnissen gut präsentiert aufzubewahren. Wenn Sie später darauf schauen, können Sie sich in Erinnerung rufen, wie glücklich und gelassen Sie in diesen Momenten waren und etwas von diesem Gefühl mit in den Tag nehmen. Versuchen Sie beim Basteln alle möglichen Störfaktoren von Telefon bis Grübeleien außen vor zu lassen und sich ganz auf die kreative Tätigkeit zu konzentrieren. Stück für Stück und Stiel für Stiel entsteht so unter Ihren Fingern etwas ganz Neues!

Größe: ca. 30 x 30 x 10 cm

Material
» 96 Eisstiele
» Acrylfarbe in Türkis und Weiß

Werkzeug
» Pinsel
» 4 Schalen (zum Mischen der Farben)
» Heißkleber

1. Für den Farbverlauf des Hexagons Türkis und Weiß in drei verschieden hellen Farbabstufungen mischen.
2. Die Eisstiele in vier Stapel mit je 24 Stielen aufteilen. Pro Stapel jeden Stiel beidseitig mit jeweils einer gemischten Farbabstufung bemalen und trocknen lassen. Dabei einen der Stapel mit Türkis ohne Weiß-Beimischung anmalen.
3. Nun legen Sie sechs Eisstiele im dunkelsten Farbton zu einem Sechseck zusammen. Die Stielenden dabei im Wechsel über- und untereinander anordnen, wie auf dem Foto

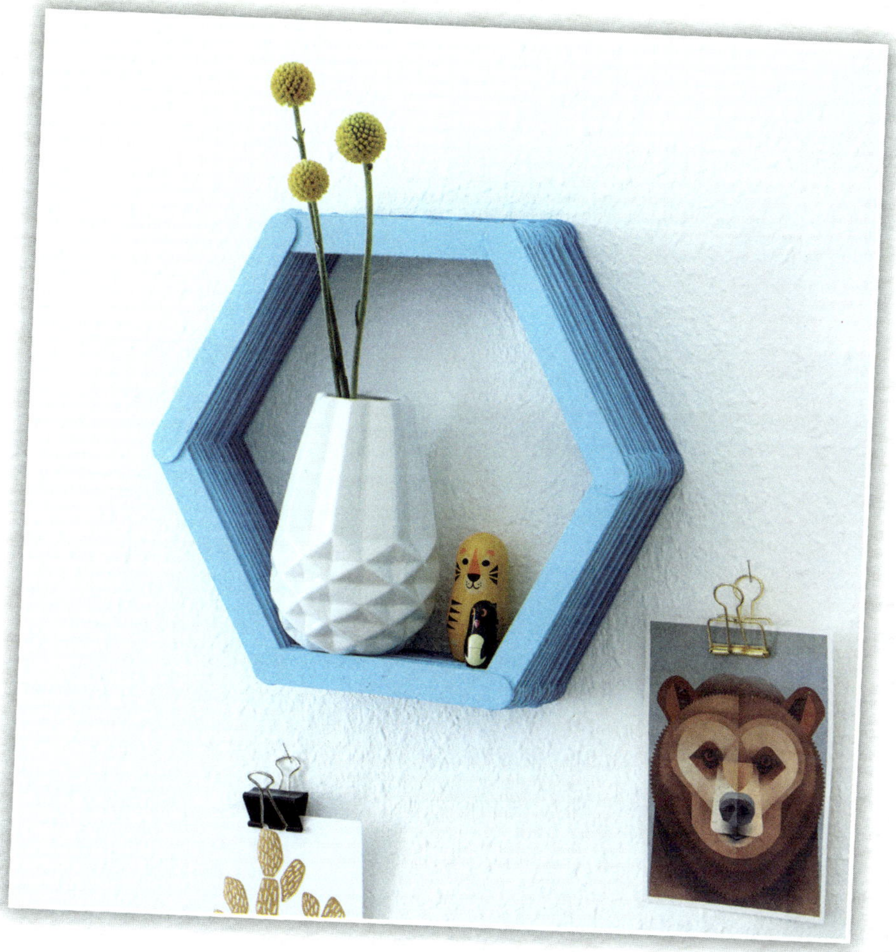

zu sehen. Dort, wo die Stiele aufeinander treffen, fixieren Sie sie mit etwas Heißkleber aneinander.

4. Sind alle 24 Stiele im dunklen Farbton aneinander befestigt, geht es mit dem nächsten Farbton weiter. Arbeiten Sie vom dunkelsten bis zum hellsten Farbton und kleben Sie eine Runde auf die nächste Runde, bis alle Stiele aufgebraucht sind.

5. Das sechseckige Regal gut trocknen lassen und schon kann es – am besten an zwei Nägeln – an die Wand gehängt und befüllt werden.

Nehm' ich mit!

Schöne Dinge einfach anzunehmen, ist in manchen Situationen gar nicht so leicht. Einmal aus vollem Herzen danke zu sagen ohne zu relativieren oder etwas zu schmälern, fällt uns schwer.

Ein Kompliment zum Beispiel. Nicht immer leicht, darauf zu antworten: Danke, das freut mich! Viel eher wiegeln wir ab: Och, war ganz simpel, billig, nicht der Rede wert o. Ä. Oder ein nettes Mitbringsel: Selten nehmen wir es erfreut und dankbar an, sondern schränken ein: Das wäre aber nicht nötig gewesen!

Sagen Sie einfach nur aus vollem Herzen Danke und nehmen Sie an, was Sie bekommen haben, sei es ein Geschenk, ein Kompliment oder Hilfe. Bald werden Sie selbst wieder in der Rolle der gebenden Person sein und sich dann ebenfalls über ein unkompliziertes Dankeschön freuen.

64

Der Gelassenere gibt nach

Auch das sind kleine Glücksmomente im Leben: sich eine spitze Bemerkung sparen, eine Beleidigung überhören, einen Streit nicht bis zum bitteren Ende austragen, sondern nachgeben. Vielleicht erscheint Ihnen ein solches Verhalten im gegebenen Moment nicht entschlossen oder wehrhaft genug. Das ist ganz normal, denn es liegt in unserer Natur, uns schnell auf die Hinterbeine zu stellen und unsere Ansichten zu verteidigen.

Seien Sie aber versichert: Schon mit ein wenig mehr Abstand werden Sie spüren, dass Großzügigkeit ein viel schöneres Gefühl ist als sein Recht durchzusetzen und auf dem eigenen Standpunkt zu bestehen. Lassen Sie sich und anderen ein bisschen Luft für Fehler und Irrtümer.

65

Drüber lachen

Schon in der Antike wurden in Theatern Komödien gespielt, bei denen auf humorvolle Weise auf menschliche Schwächen hingewiesen wurde. Denn auch die alten Griechen wussten, dass das beste Gegengewicht zu Sorgen und Verdruss das Lachen ist. Lachen ist befreiend. Mit seinem Lachen zeigt der Mensch, dass er in der Lage ist, den Misslichkeiten seines Lebens gelassen zu begegnen. Mit Humor distanzieren wir uns von unseren Sorgen und Nöten. Wir lassen sie nicht mehr so nah an uns herankommen, indem wir über sie lachen. Und je mehr wir von Herzen lachen, umso mehr spüren wir das Glück, am Leben zu sein.

Dabei ist es nicht nur der Geist, der durch eine lustige Wendung abgelenkt und entspannt wird, sondern auch der Körper. Wenn wir unsere Lachmuskeln, Gesichts- und Bauchmuskeln zum Beispiel, in Bewegung versetzen, trägt das auch schon immens zu unserer Entspannung bei.

66

„Es wäre dumm,
sich über die Welt
zu ärgern.
Sie kümmert sich
nicht darum."

Marcus Aurelius,
römischer Kaiser und Philosoph (121–180)

67

ENT-TÄUSCHUNGEN

Wenn man sich den eigentlichen Sinn des Wortes Enttäuschung vor Augen hält, dann beschreibt es den Moment, in dem sich eine Täuschung als das erweist, was sie ist: als Illusion, als nicht wahr. Wir werden also im wahrsten Sinne des Wortes ent-täuscht. Manchmal brauchen wir Trugbilder und Täuschungen, um über den Alltag zu kommen. Um eine schwierige Familiensituation zu ertragen oder einen anstrengenden Beruf ausüben zu können zum Beispiel.

Allerdings: Keine Täuschung wird uns dauerhaft davor bewahren, dem Leben ins Auge zu blicken. Jedenfalls nicht, wenn wir nach der Wahrheit suchen und ein bisschen herausfinden wollen über unser Innerstes und die Welt, in der wir uns bewegen. Darum steckt in jeder Enttäuschung auch eine kleine Hoffnung, weil wir der Wahrheit ein Stück näher kommen.

Heilsame Enttäuschungen

Gehen Sie in Ihrer Erinnerung Situationen durch, in denen Sie enttäuscht waren. Von einem Menschen, der Ihnen anders zu sein schien, oder weil eine Hoffnung sich nicht erfüllt hat. Was genau war die Täuschung, die Sie in diesem Moment ablegten? Welche Wahrheit haben Sie dabei erkannt?

....

....

....

....

....

....

....

....

....

....

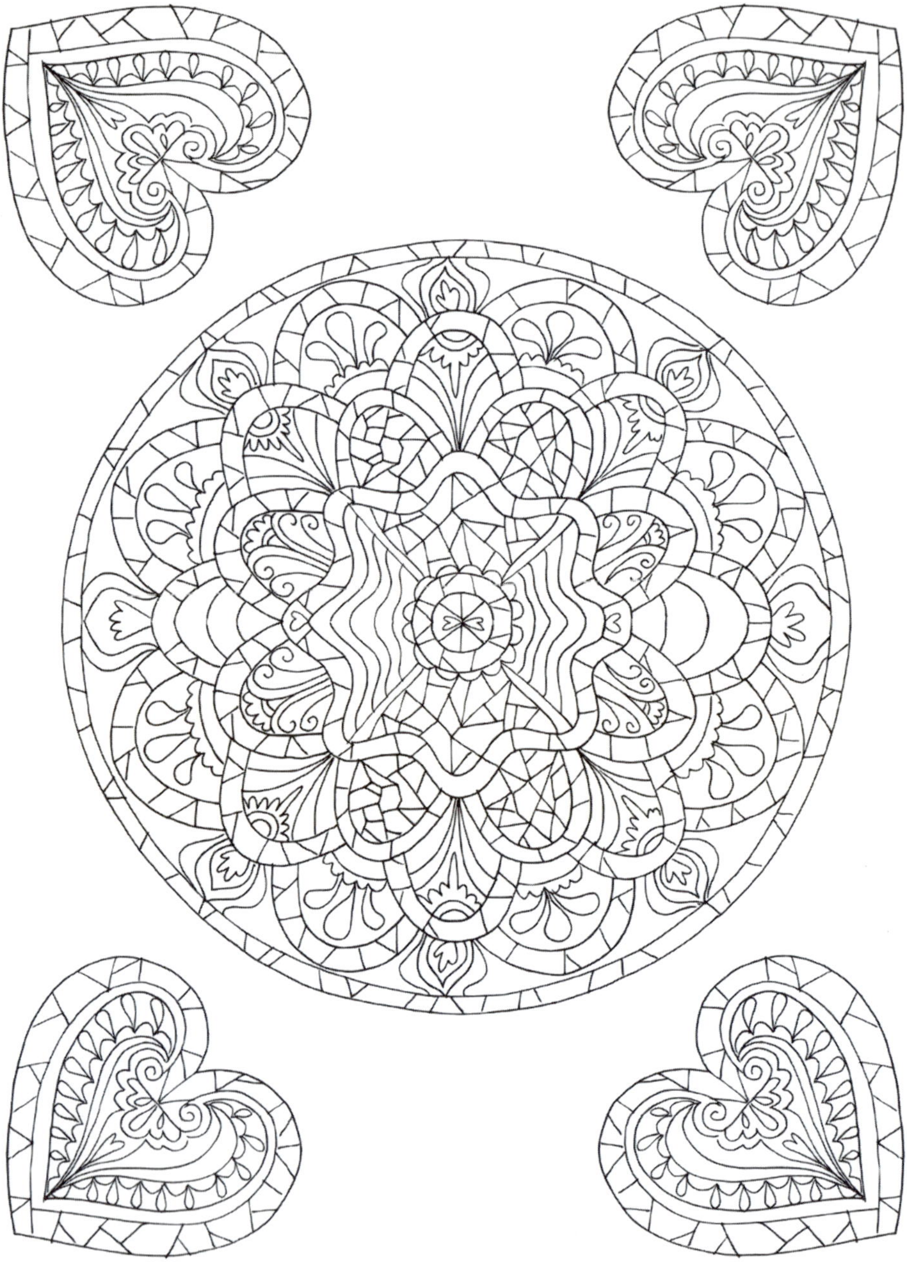

KiEFER LOCKERN

Immer schön locker bleiben! Das ist leichter gesagt als getan. Oft verkrampfen sich bei ausdauernden oder anstrengenden Tätigkeiten die Kiefergelenke, insbesondere, wenn die Tätigkeiten mit Zeitdruck verbunden sind.

Das liegt daran, dass wir bei Anspannung im wahrsten Sinne des Wortes die Zähne zusammenbeißen. Beobachten Sie sich mal dabei. Und schütteln Sie, wann immer Sie eine Anspannung bemerken, die Kiefergelenke kräftig aus, indem Sie den herunterhängenden Kiefer hin und her bewegen.

Es gehört zu allen Yoga und Meditationsübungen, auch den Kiefer zu entspannen. Die Lippen berühren sich, die Zähne jedoch nicht. Im Idealfall behalten Sie das auch im Alltag stets bei.

Sich einlassen

Gelassen sein bedeutet unter anderem: sich auf Menschen einlassen. Auch auf Menschen, die anders sind als man selbst. Auch auf Menschen, die uns mit neuen Ideen und Idealen in Verbindung bringen. Sich auf sie einzulassen bedeutet, die Möglichkeit einzubeziehen, verunsichert zu werden, mit fremden Vorstellungen konfrontiert zu werden, sich zu verändern, möglicherweise verletzt zu werden.

Gelassen sein bedeutet nämlich nicht, ein für alle Mal eine Position und Einstellung zum Leben gefunden zu haben, an der sich nichts mehr ändert. Es bedeutet lediglich, dass man offen ist, die eigene Position zu korrigieren und einen Blick oder gar einen Schritt ins Unbekannte zu wagen. Unser Leben wird ja nicht gelebt, um es möglichst sicher und ohne störende Zwischenfälle über die Bühne zu bringen. Es ist dazu da, Erfahrungen zu machen und immer mal wieder über den Tellerrand zu schauen.

DUSCHBUTTER UND LOTION

Duschen oder Baden kann sehr entspannend sein, wenn man sich ganz auf die ausgelösten Reize und Empfindungen konzentriert. Das Rauschen des Wassers, die Wärme, der Duft von Duschgel oder Badezusätzen. Lassen Sie in der Badewanne Buch oder Musik einmal weg und spüren Sie einfach nur, wie sich das warme Wasser auf Ihrer Haut anfühlt, was Sie riechen und hören (hoffentlich nur die Stille). Auch diese Duschbutter und Lotion eignet sich für das Üben bewusster Körperempfindungen bei etwas so Alltäglichem wie Duschen. Fühlen Sie sie über Ihre Haut gleiten, massieren Sie die Pflegestoffe gut ein, schnuppern Sie den angenehmen Duft.

Zubereitungszeit: 15 Minuten

Zutaten

- » 30 g Bienenwachs gelb
- » 30 g Kokosfett
- » 20 g Reiskeimöl
- » 10 g Tonkabohnenöl
- » Silikonmuffinform oder Seifenform

Herstellung

1. Utensilien bereitstellen und alle Zutaten abwiegen.
2. Die harten Fette schmelzen. Da das Bienenwachs einen höheren Schmelzpunkt hat, damit anfangen. Dann das Kokosfett dazugeben und ebenfalls langsam schmelzen lassen. Vom Herd nehmen.
3. Reiskeimöl und Tonkabohnenöl dazugeben. Alles gut verrühren und in die bereitgestellte Form geben.
4. Im Kühlschrank erkalten lassen. Aus der Form nehmen, wenn der Lotion-Bar fest geworden ist. Entweder unter der Dusche oder nach dem Duschen benutzen.

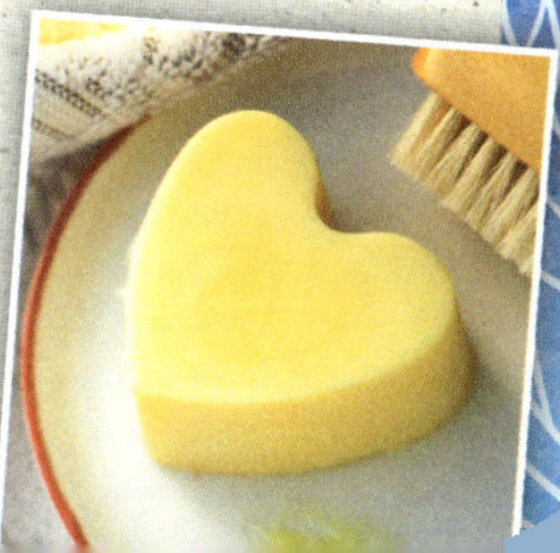

ACH, SORGEN

Es fällt leichter, sich auf das Schöne im Leben zu konzentrieren, wenn am Himmel nicht allzu viele Wolken hängen, die den Tag und unser Gemüt trüben. Genauso fällt es leichter, Pläne für eine Diät zu schmieden, wenn man satt ist. Oder sich vorzunehmen regelmäßig zum Sport zu gehen, wenn man gerade nicht müde und genervt von der Arbeit gekommen ist.

Bei kleinen und größeren Sorgen im Tritt zu bleiben und die üblichen Trostpflaster wie Schokoladentafeln, Fernsehserie und Bierflasche sein zu lassen, setzt voraus, dass man über die Kräfte verfügt, durch unwegsames Gefühlsgelände unbeirrbar weiterzugehen. Weiterzugehen in dem Vertrauen, dass der Weg bald wieder komfortabler wird und die Aussichten besser.

Um ein praktisches Beispiel zu nennen: Manchmal ist es sinnvoll, die erfolglose Suche nach einem vermissten Gegenstand zwischenzeitlich aufzugeben und darauf zu vertrauen, dass das Ding „von selber wieder auftaucht" – was es meistens tut. Das gleiche gilt für im Moment überwältigend erscheinende Probleme. Manchmal vermag die Zeit mehr zu richten, als man für möglich hält.

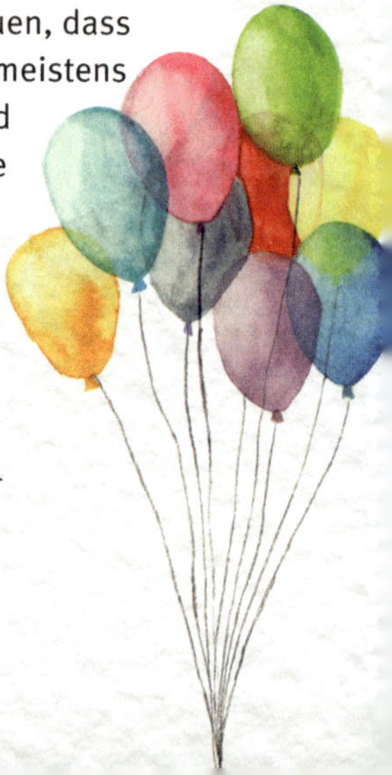

Die Schildkröte

Diese Yogaübung erinnert an eine Schildkröte, die ihren Kopf vor der Außenwelt versteckt und sich in ihren Panzer zurückzieht. Sie lenkt dadurch ihre Aufmerksamkeit auf sich selbst. Die Schildkröte dehnt die Muskulatur im Bereich der Lendenwirbelsäule, lockert die Muskeln im Bereich der Halswirbelsäule und verbessert die Durchblutung der inneren Organe. Die gesamten Beinmuskeln, besonders aber die Innenseiten der Oberschenkel (Adduktoren), werden intensiv gedehnt. Die Brustwirbelsäule wird aufgerichtet und der Brustkorb öffnet sich, wodurch die Atmung intensiviert wird.

1. Setzen Sie sich auf Ihrer Yogamatte aufrecht hin und winkeln Sie die Beine an. Legen Sie Ihre Fußsohlen aneinander. Greifen Sie von unten Ihre Sprunggelenke und senken Sie Halswirbelsäule und Kopf beim Ausatmen langsam nach unten.
2. Verharren Sie in dieser Position für einige Atemzüge und rollen Sie sich dann beim Einatmen Wirbel für Wirbel langsam wieder auf.
3. Wechseln Sie in einer ruhigen und fließenden Bewegung drei bis vier Mal zwischen der aufgerichteten und der nach vorn gebeugten Position.

Achtung!

Nicht geeignet für Schwangere und im Fall akuter Rückenbeschwerden. Ungeübte können sich das Sitzen mit gespreizten Knien oder gegrätschten Beinen erleichtern, wenn sie auf einem Stuhl beginnen und sich später auf ein Kissen setzen.

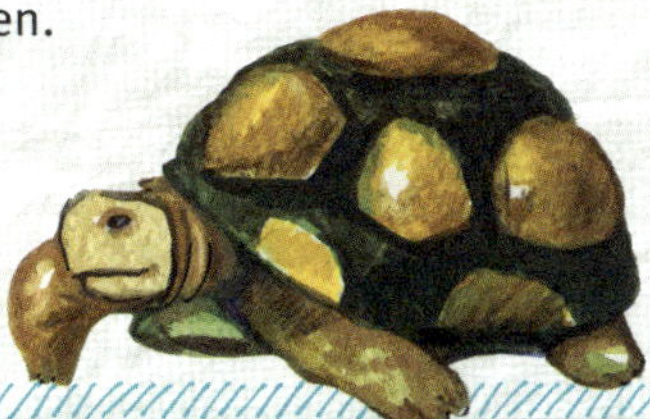

75

PAUSE OHNE SCHLECHTES GEWISSEN

Kein Mensch arbeitet sich seelenruhig und gelassen durch seinen Tag ohne innezuhalten. Im Gegenteil, die Pause ist ein elementarer Teil eines guten Tages. Es lässt sich kaum vermeiden, dass morgens fast immer einige Punkte auf der Erledigungsliste stehen, die wirklich unerlässlich sind. Genauso unerlässlich ist aber, sich bei deren Abarbeitung ein paar feste Pausen für sich einzuräumen – die ohne Wenn und Aber und schlechtes Gewissen eingehalten werden.

Vielleicht ist das der Gang zur Kollegin nebenan, um eine Weile zu quatschen, und zwar nicht über die neuesten Entwicklungen und Probleme im Büro. Oder eine halbe Stunde nach getaner Arbeit, bevor der Rest der Familie nach Hause kommt, während der die Füße auf den Tisch gelegt werden dürfen. Oder ein Ausschlaftag am Wochenende.

Pause bedeutet Zeit für sich allein, wenn man das möchte. Die Gelegenheit, sich mit sich selbst zu treffen, und kurz nachzufragen wie es geht.

76

„WAS OHNE RUHEPAUSEN GESCHIEHT, IST NICHT VON DAUER."

Ovid, römischer Dichter
(43 v. Chr. – 17. n. Chr.)

77

Schlüsselhalter aus Tennisbällen

Schlüssel weg? Nicht aufregen! Dieser lustige Kerl heitert Sie schon morgens auf. Nicht nur, weil er freundlich lächelt und so schön gelb erstrahlt, sondern auch, weil er der perfekte Helfer ist, um Ihnen die nervenaufreibende Suche nach dem Schlüssel zu ersparen. So starten Sie ganz gelassen in den Tag!

Größe: ca. 7 x 7 x 8 cm

Material pro Schlüsselanhänger

» Tennisball

» 1 Paar Wackelaugen, ø 1 cm

» Schraube und Dübel

Werkzeug

» Heißkleber

» Akkuschrauber

» Cutter

1. Schneiden Sie mit dem Cutter einen Schlitz in den unteren Teil des Tennisballs.
2. Jetzt die Wackelaugen mit Heißkleber auf den Ball kleben. Probieren Sie vor dem Aufkleben die Position über dem Mund aus.
3. Den Schlüsselhalter nun mithilfe des Akkuschraubers mit Schraube und Dübel an der Wand befestigen. Sie können einfach durch die schon vorhandene Öffnung, also den Mund, hindurchbohren.

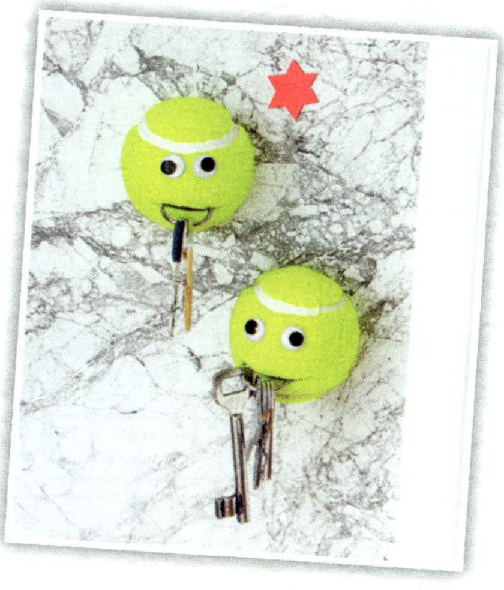

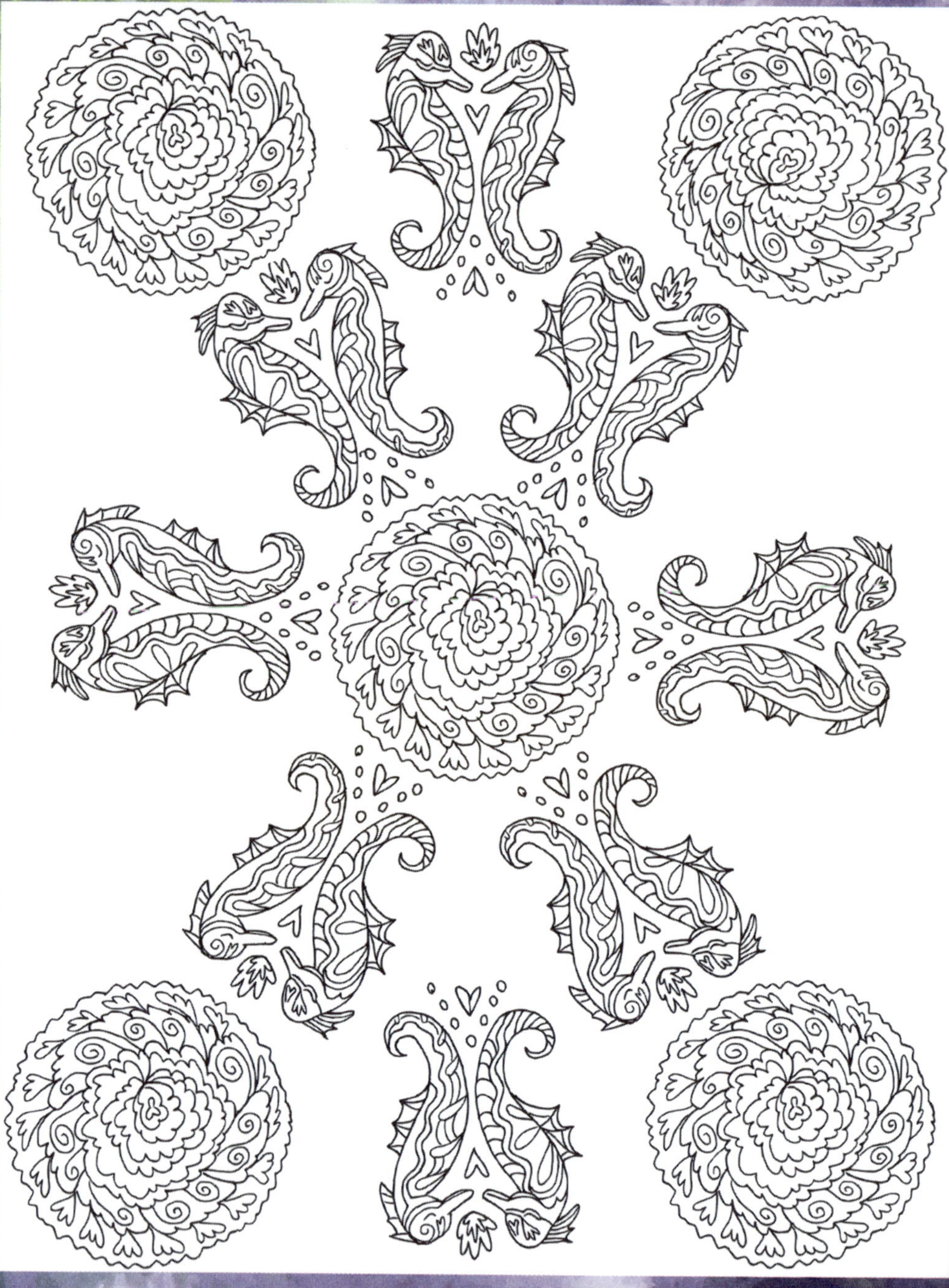

79

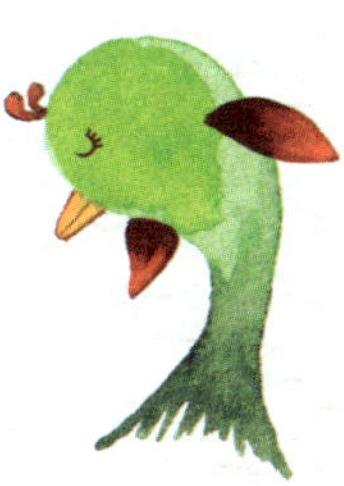

Gelassenheit auf die Schnelle

... geht nicht! Es gibt kein Geheimrezept für garantiertes Gelingen. Sicher gibt es Möglichkeiten, Gelassenheit nach außen zu demonstrieren und vielleicht auch Techniken, damit das leichter gelingt. Wahre innere Gelassenheit ist jedenfalls nichts, was durch einen Entschluss möglich und dann sofort in die Praxis umsetzbar ist.

Darum gilt für den Wunsch nach mehr Gelassenheit ebenso wie für Achtsamkeitsübungen vor allem eines: Geduld. So wie wir beim Meditieren den Geist immer von irgendwelchen Ausflügen zurückholen und ihm freundlich sagen, dass es gerade nichts zu tun gibt, so werden wir ihm auch immer wieder großzügig nachsehen, dass er sich über Gebühr aufregt.

Wenn das so ist, dann kann man es nicht ändern, jedenfalls nicht sofort. Man kann sich lediglich durch Meditation auf den Weg hin zu mehr Gelassenheit machen. Der Weg ist das Ziel dabei und kleine Umwege gehören mit zur Reise.

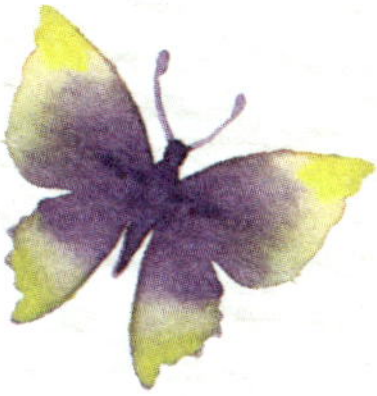

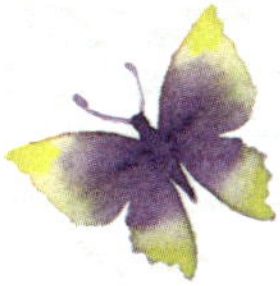

← 78

Eine Frage der Zeit

Ein Schüler suchte seinen Zen-Meister auf und fragte ihn:

Wie lange dauert es, Befreiung und Erleuchtung zu erlangen?

Ungefähr 10 Jahre, sprach der Meister.

Und wenn ich mich ganz besonders anstrenge?, fragte der Schüler.

Dann eher zwanzig Jahre, sagte der Meister.

Ich möchte schnell ans Ziel gelangen, so schnell wie möglich, sagte der Schüler.
Ich nehme jede erdenkliche Mühe auf mich, sagte der Schüler.

Dann kann es bis zu vierzig Jahre dauern, erwiderte der Meister.

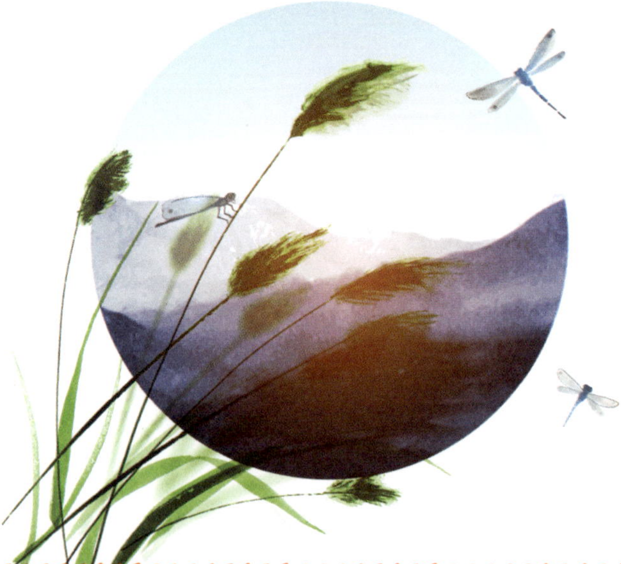

Einen Gang runterschalten

Mit dem Fahrrad durch den Stadtverkehr zum Büro, das kann fast so nervenaufreibend sein wie der Weg zur Arbeit über die Autobahn. Erstens weil man in Gedanken schon mit der Arbeit begonnen hat und sich sicherheitshalber im Voraus ärgert über das, was einem mit großer Wahrscheinlichkeit widerfahren wird. Zweitens, weil man im Kampf gegen auf Rot umspringende Ampeln ständig hektisch auf eine Kreuzung zurast, in der Hoffnung, die Grünphase noch mitzunehmen.

Um sich diesen Weg angenehmer zu gestalten und sich die Minuten auf dem Fahrrad zum Geschenk anstatt zum Kampf zu machen, hilft: Schalten Sie doch einfach im wahrsten Sinne einen Gang runter. So zeigt Ihnen Ihr Fahrrad den Weg zur Gelassenheit – es geht einfach nicht schneller. Den Verkehr aufhalten können Sie auf diese Weise – im Gegensatz zu Autofahrern, die möglichst im Fluss bleiben sollten, wenn sie andere Verkehrsteilnehmer nicht zur Weißglut treiben wollen – nicht. Der Rest ist bekannt: Fassaden bewundern, Eichhörnchen entdecken, durchatmen etc.

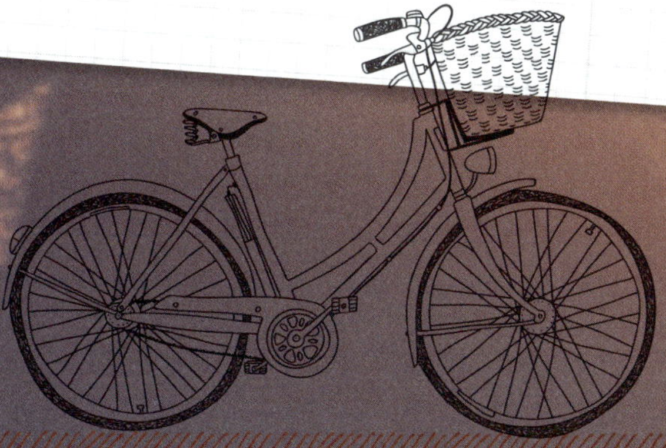

82

Wegweiser zum Glück

Für das Glück entscheidet man sich, es fällt einem nicht zu. In der Achtsamkeitslehre kennt man verschiedene mentale Grundhaltungen, die man sich antrainieren kann:

- neugierig bleiben – eingefahrene Wege verlassen, Neues erforschen, den Geist öffnen
- nicht werten – die Dinge nicht beurteilen, sondern zunächst einmal nur wahrnehmen
- annehmen – unabänderliche Dinge nicht ändern wollen, sondern als gegeben annehmen
- loslassen – blockierende und störende Gedanken vorbeiziehen lassen
- mit sich selbst sein – in genau diesem Augenblick, an genau diesem Ort
- auf sich hören – und zwar auf den Kopf und auf den Körper
- eigene Bedürfnisse ernst nehmen – und die der anderen natürlich auch

83

„Eine gewisse Anzahl an Müßiggängern ist notwendig zur Entwicklung einer höheren Kultur."

Miguel de Unamuno, spanischer Philosoph und Schriftsteller (1864–1936)

BRAHMA MUDRA

Eine sehr wirksame Yoga-Übung für den Nacken und die Seele ist das Brahma Mudra. Die Übung ist nach einem der Hauptgötter des Hinduismus, Brahma, benannt. Brahma hat vier Köpfe, die in alle vier Himmelsrichtungen schauen. Diese Übung wird drei Mal wiederholt. Idealerweise sitzen Sie dabei ganz aufrecht im Fersensitz.

Drehen Sie den Kopf, so langsam Sie nur können, einatmend nach rechts und ausatmend zurück zur Mitte, dann einatmend nach links und ausatmend zurück zur Mitte. Weiter geht es einatmend nach oben, bis der Kopf mit geöffnetem Mund ganz im Nacken liegt, und ausatmend zurück zur Mitte. Schließlich neigen Sie sich einatmend nach vorn, bis das Kinn auf dem Brustbein abgelegt wird, und wieder ausatmend zurück zur Mitte. Atmen Sie dabei ruhig und gleichmäßig und synchronisieren Sie Ihre Bewegungen mit dem Atem.

85

SESAM-KOKOS-BÄLLCHEN

Kleine Bällchen voller Energie – wenn der Magen mal in den Knien hängt und Laune und Nerven gleich mit runterzieht, helfen diese kleinen, runden Wunder!

Zutaten für 4 Portionen

110 g Sesamsamen ✳ 80 g Kokosraspel
110 g Vollrohrzucker ✳ Sesamsamen zum Wälzen

Zubereitungszeit: 45 Min.

1. Sesam in einer Pfanne ohne Fett in einigen Minuten goldbraun rösten. Abkühlen lassen. Kokosraspel ebenfalls kurz rösten, ohne anzubräunen. Abkühlen lassen.
2. Sesam und Kokosraspel in einen Mixer geben und zu einer feinen Paste verarbeiten. Zucker und 100 ml Wasser in einen Topf geben und unter Rühren zu einem klebrigen Sirup einkochen. Die Sesam-Kokos-Paste zugeben und gut unterrühren. Abkühlen lassen.
3. Teelöffelweise von der Masse abnehmen und zu kleinen Kugeln formen. Die Kugeln in Sesam wälzen und diesen etwas andrücken.

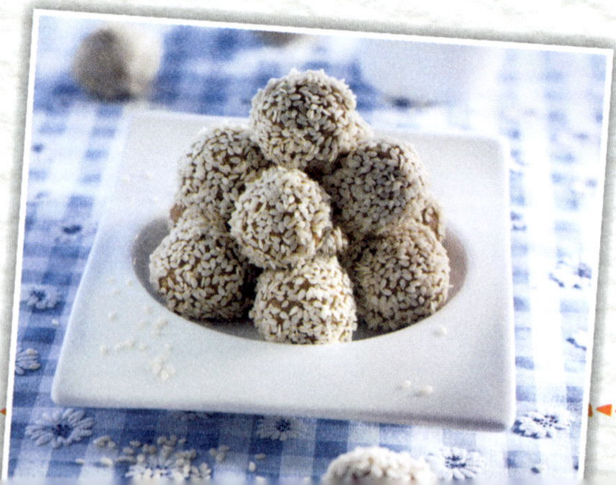

Ich möchte nochmal hierher kommen

Hierher möchte ich nochmal kommen! Kennen Sie den Gedanken bei einem schönen Ausflug oder bei der Ankunft am Urlaubsort? Vielleicht hat man dabei einen Menschen im Sinn, dem man den schönen Ort zeigen möchte oder man sieht sich nur in der Zukunft in der Lage, diesen Ort rundum zu genießen.

Machen Sie sich ruhig klar, was in diesem Moment passiert: Sie verlassen den schönen Ort und springen in die Zukunft. Dabei ist doch gerade dieser Moment so schön, dass Sie ihn genießen wollen. Bleiben Sie hier. Sie sind jetzt da, mit ihrer aktuellen Begleitung. Der Wunsch nach Wiederholung ist meist der Wunsch, einen Moment richtig festhalten zu können. Das kann man nicht.

Letztendlich haben Sie nur begrenzten Einfluss darauf, was Sie in der Zukunft tun werden. Nehmen Sie lieber den Moment jetzt – jetzt! – in seiner ganzen Fülle wahr.

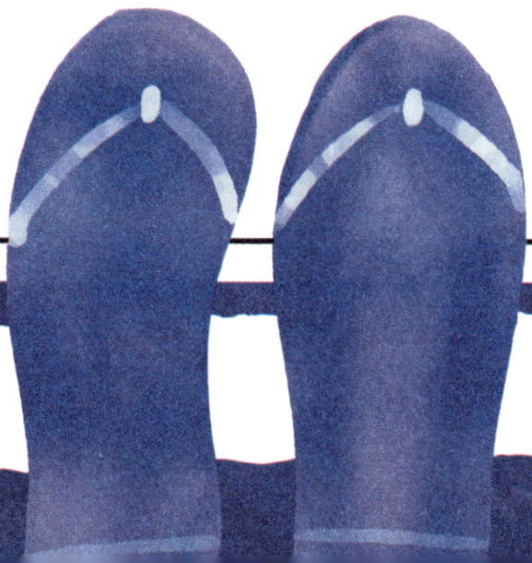

Im Wagen vor mir …

Im Straßenverkehr stellt sich leicht heraus, wie es um den inneren Zustand bestellt ist. Es kann das unerträgliche Schleichen des Autos sein, das man vor sich herzutreiben versucht, während der Fahrer in das Programmieren seines Navis vertieft ist oder in das Tippen einer Nachricht. Es kann auch das rücksichtslose Drängeln und Hupen des Wagens hinter einem sein, während man eben noch versucht, die Zieladresse ins Navi einzugeben oder den Freunden eine dringende SMS zukommen zu lassen, ohne einen Unfall zu bauen. (Das kann doch vorkommen und ist noch lange kein Grund, einen hier zu nötigen!)

Diese Szenen erinnern ein wenig an die Zen-Geschichte, bei der ein Mann wütend wird auf den Führer eines Bootes, mit dem er im Nebel zusammengestoßen ist, bis er merkt, dass das andere Boot leer ist. Oft richten sich unsere Emotionen auf das nächste greifbare Objekt. Wir glauben, auf jemanden wütend zu sein, der etwas falsch macht. Geraten wir selbst in die Rolle, ärgern wir uns über mangelnde Großzügigkeit des anderen. Grund zum Ärgern findet sich immer. Gleichzeitig finden wir so immer eine Möglichkeit, Gelassenheit zu üben.

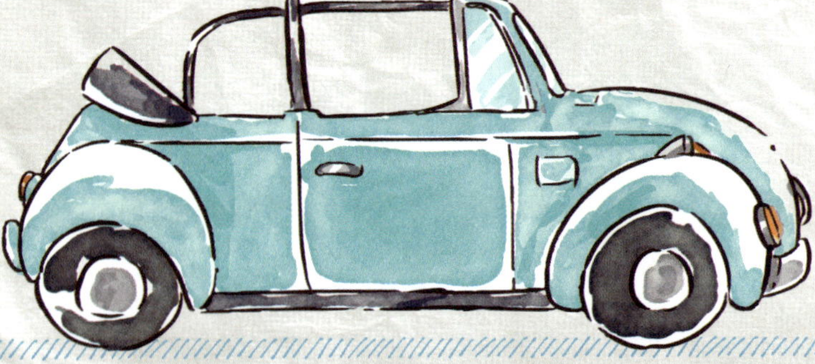

88 →

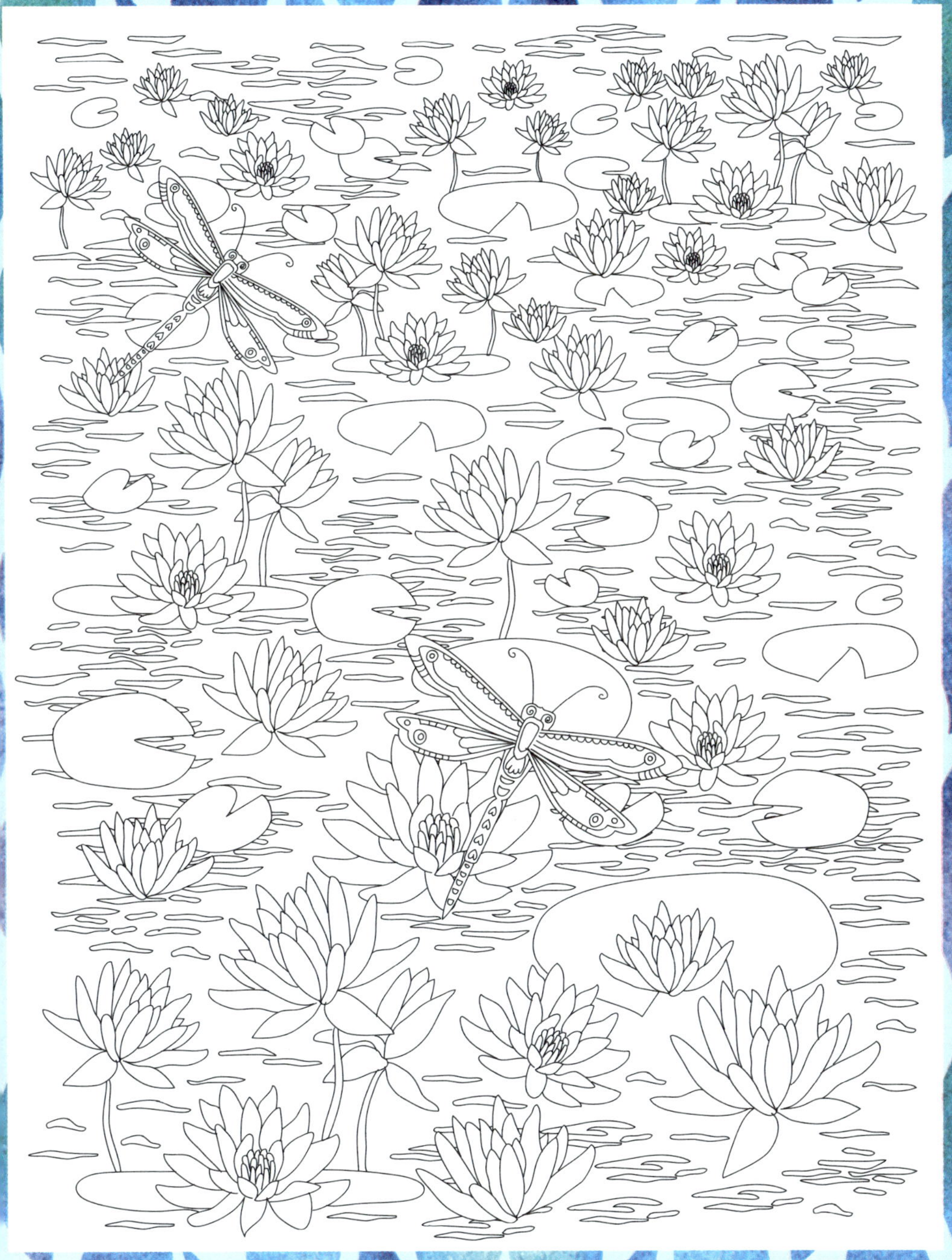

Weichspüler „Mandelweich"

Haushaltsarbeiten wie Wäsche waschen sind nicht gerade eine Entspannungsübung, auch wenn es den einen oder anderen gibt, der gerne dem Drehen der Trommel zuschaut und dabei zur Ruhe kommt. Die Belohnung für die häufig ungeliebte Aufgabe: der Duft frisch gewaschener Wäsche, den viele Menschen als angenehm oder sogar beruhigend empfinden. Dieser selbst gemachte Weichspüler macht Ihre Wäsche nicht nur supersoft, sondern verströmt auch einen angenehmen Mandelduft. Halten Sie in stressigen Situationen oder einfach so zwischendurch einmal inne und konzentrieren Sie sich bewusst auf das Mandelaroma. Tief durchatmen, dann geht es gleich gelassener weiter.

Zutaten

» 80 g Zitronensäure
» 1,5 l Wasser
» 6 Röhrchen Bittermandelaroma
» 1 El Mandelöl
» 80 g Milchpulver
» 1,5-l-Flasche mit Verschluss

Anleitung

1. Die Zitronensäure unter Rühren im Wasser auflösen.
2. Bittermandelaroma, Mandelöl und Milchpulver hinzugeben und verrühren.
3. In eine etikettierte 1,5-l-Flasche mit Verschluss füllen.

Anwendung

Vor Gebrauch schütteln. Pro Waschladung ca. 50 ml ins Weichspülfach der Waschmaschine geben. Die Menge des Weichspülers der Befüllung anpassen.

Info

Zur eigentlichen Reinigungsleistung tragen Weichspüler nichts bei, denn, wie der Name sagt, deren Aufgabe ist es, die Wäsche weich zu machen und zu beduften. Herkömmliche Weichspüler sind aufgrund der schlechten Abbaubarkeit mancher Inhaltsstoffe und des damit verbundenen zusätzlichen Eintrags von Chemikalien in die Umwelt ökologisch nicht sinnvoll. Dieser Weichspüler dagegen ist ökologisch unbedenklicher.

Der Hund

Bei dieser Yogaübung (Shvanasana) imitieren Sie einen sich streckenden Hund. Wenn Sie sich das vorstellen, wird Ihnen die Bewegung leichter fallen. Der Hund dehnt die Muskulatur der Brustwirbelsäule und die Schultermuskeln. Die Übung hilft auch bei allgemeiner Erschöpfung, weil der Herzschlag verlangsamt wird und das Gehirn sowie das Nervensystem belebt werden.

1. Ausgangsposition beim Hund ist der Vierfüßerstand, d. h. auf Händen und Knien abgestützt, wobei die Hände unter den Schultern und die Knie unter der Hüfte sind.
2. Lösen Sie nun die Knie vom Boden und schieben Sie das Gesäß Richtung Decke. Versuchen Sie jetzt, die Fersen vorsichtig Richtung Boden zu senken.
3. Nun versuchen Sie noch, die Brust Richtung Oberschenkel zu schieben. Verharren Sie hier einen Moment und senken Sie dann die Knie wieder Richtung Boden ab.

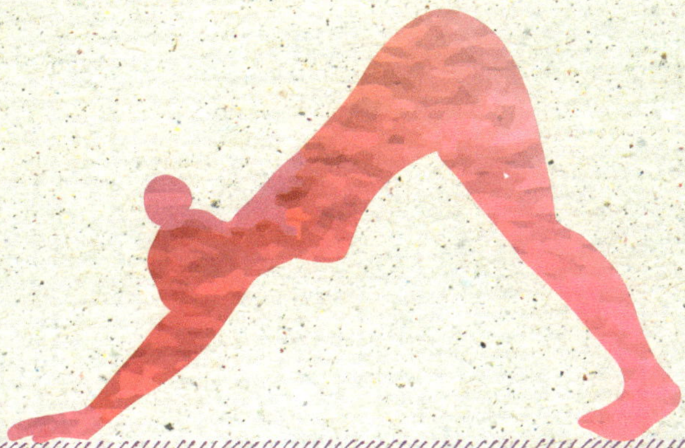

91

Ich bleibe ich

Die schönste Erkenntnis beim Praktizieren von Achtsamkeit ist die, dass sie uns keine strengen Regeln auferlegt, dass man niemanden über seine Entscheidung informieren muss, dass sie keine großen Veränderungen oder Investitionen erfordert.

Durch ein paar einfache Übungen machen Sie sich lediglich auf den Weg zu der Person, die Sie sind, um sie besser kennen zu lernen. Keine Sorge, es werden Ihnen keine unheimlichen Seiten an Ihnen bewusst werden und Sie werden keine unangenehmen Überraschungen erleben. Vielmehr bringen Sie alle Facetten zum Vorschein, die schon immer zu Ihnen gehörten. Dabei dürfen Sie sich überraschen lassen, wie viele Ihrer Talente und Wünsche Sie womöglich noch nicht erkannt haben.

92

Weisheit

Ein Zen-Schüler sagte: „Mein Meister ist der beste. Wenn er meditiert, isst er tagelang nichts."

Ein zweiter sagte: „Und mein Meister hat so viel Kontrolle über sich, dass er seit Wochen ohne Schlaf auskommt."

Der dritte sagte: „Mein Meister ist so weise, dass er isst, wenn er hungrig ist, und schläft, wenn er müde ist."

93

Rhabarber-Ingwer-Wasser

Ausreichend trinken ist wichtig! So sind Sie gesünder, leistungsstärker, haben seltener Kopfschmerzen und fühlen sich insgesamt wohler, was auch der Gelassenheit zugutekommt. Das weiß jeder – aber mit der Umsetzung hapert es manchmal. Schwupps, sind schon wieder ein paar Stunden rum und die Wasserflasche steht unangetastet da. Vielleicht hilft Ihnen ja ein wenig Geschmack, die benötigte Flüssigkeitsmenge aufzunehmen. Zum Beispiel mit Rhabarber, Ingwer und Limette.

Für ca. 1,5 Liter

750 ml Mineralwasser (Medium)
750 ml Rhabarbersaft
100 g Rhabarber
5 cm frischer Ingwer
1 unbehandelte Limette

1. Das Wasser mit dem Rhabarbersaft mischen.
2. Den Rhabarber waschen, putzen und in 1 cm große Stücke schneiden. Den Ingwer schälen und in 3 mm dünne Scheiben schneiden. Die Limette halbieren. Eine Hälfte auspressen und die andere in Scheiben schneiden.
3. Rhabarberstücke, Ingwerscheiben und Limettenscheiben in das Rhabarberwasser geben und mit ein paar Spritzern Limettensaft abschmecken. Bis zum Servieren kalt stellen.

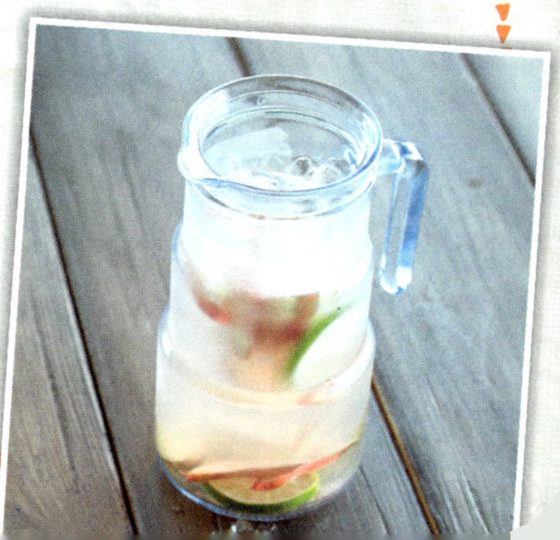

Neue Wege

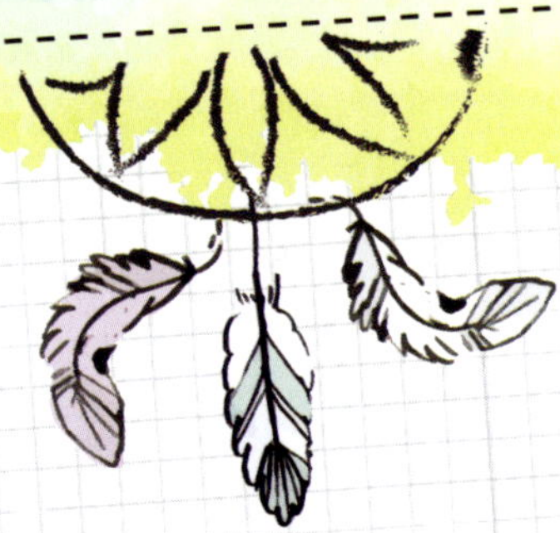

Warum vermitteln uns Gewohnheiten so viel Sicherheit? Was man schon immer so gemacht hat, das kann nicht falsch sein. Was in der Familie seit Jahrzehnten so gehalten wurde, das sollte auch bei mir nicht schief gehen. Ich muss nicht nachdenken, mir droht kein Risiko. Alles, was ich dabei fürchten muss, ist Langeweile. Und die ist zumindest nicht gefährlich.

Vielleicht steckt auch in dem Wunsch nach Gelassenheit der Wunsch nach wiederkehrender Routine ohne aufregende Neuerungen, ohne Erschütterungen. Es besteht die Gefahr, sich in seinen Gewohnheiten einzurichten, um Ärger zu vermeiden.

Verlassen Sie darum ab und an ganz bewusst die bekannten Pfade. Erproben Sie Ihre Kreativität, fordern Sie sich heraus, verlangen Sie sich etwas ab, wovor Sie Angst haben. Hinterfragen Sie Ihre Gewohnheiten. Überprüfen Sie von Zeit zu Zeit, ob sie alle noch sinnvoll sind. Erst durch die Herausforderung kommen Sie wirklich in Kontakt mit der Person, die Sie sind.

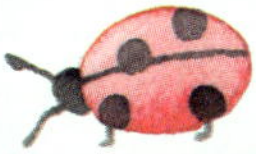

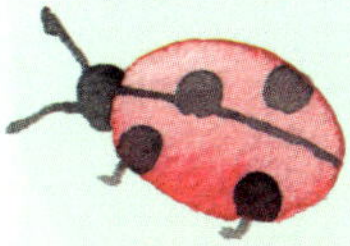

GLÜCK IST FÜR MICH ...

Alle reden von Glück. Manche suchen es ganz aktiv. Viele nehmen die ein oder andere Anstrengung auf sich, es zu erreichen. Sie lesen Bücher dazu, besuchen spezielle Kurse, umarmen Bäume. Was aber ist Glück eigentlich? Ein glückliches Leben stellt sich für jeden anders dar. Hier dürfen Sie entwerfen, wie ein richtig glückliches Leben für Sie aussähe. Vielleicht gibt es auch mehrere unterschiedliche Entwürfe.

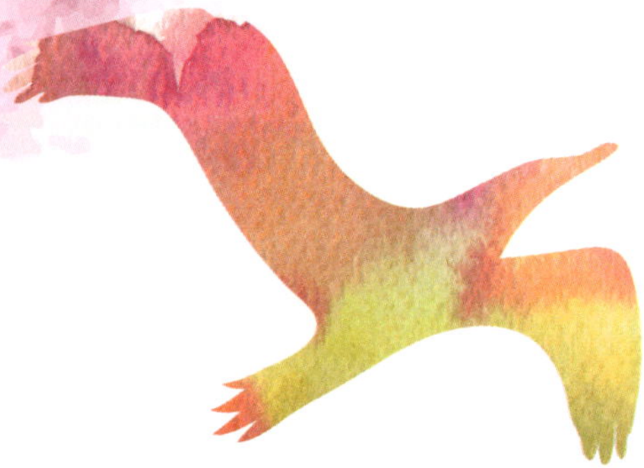

Hoch hinaus

Manchmal hilft im wahrsten Sinne des Wortes ein Perspektivwechsel, wenn einem die Dinge über den Kopf zu wachsen drohen. Um Abstand zu den Bedrängnissen im Leben zu gewinnen, ist es gut, auch die räumliche Distanz zu suchen. Bringen Sie Abstand zwischen sich und die Welt.

Machen Sie sich auf den Weg nach oben. Vielleicht auf den Kirchturm Ihrer Stadt, auf einen Berg oder auch in den Baum im Garten, wenn das die alten Knochen mitmachen. Schauen Sie sich die Welt von oben an, die jetzt ein Miniaturenspiel zu sein scheint. Lassen Sie die Ruhe auf sich wirken, atmen Sie frische Höhenluft, breiten Sie Ihre Schwingen aus. Wenn Sie zurückkehren, hat sich vielleicht nichts von dem geändert, was Sie tun, bedenken, aushalten müssen – aber womöglich Ihre Haltung dazu.

97

GELASSEN HEISST NICHT SCHLAPP

Gelassenheit bedeutet, auch gegenüber Schwierigkeiten und Unwegsamkeiten im Leben eine unvoreingenommene Haltung zu bewahren. Es bedeutet nicht Abgeklärtheit und schon gar nicht Gleichgültigkeit. Oft ist man gerade in bewegten Zeiten unerklärlich müde. Das ist eine Rückzugserklärung des Körpers, dem gerade zu viel los ist. Mit einer einfachen Übung können Sie Ihrem Körper vermitteln, dass alles in Ordnung ist und ihn sanft auf Trab bringen:

- Trappeln Sie eine Weile auf der Stelle, bis Sie zum Schluss sogar ein paar Luftsprünge machen.
- Klopfen Sie mit beiden Händen Ihre Beine ab: Beginnen Sie am linken Fuß, hinauf zu den Oberschenkeln, dann Wechsel zum rechten Oberschenkel und hinab zum rechten Fuß.
- Klopfen Sie mit der rechten Hand den linken Arm (an der Schulter beginnend) und mit der linken den rechten Arm ab.
- Trommeln Sie mit den Fingerspitzen ganz zart auf den Wangenknochen, wandern Sie zum Nacken und schließlich hinauf zum Scheitelpunkt.

Nun prüfen Sie, ob die Welt noch ganz genauso aussieht wie zuvor.

98

Glück ist Ansichtssache

Gestern noch war der Blick aus dem Fenster deprimierend: In den Pfützen spiegelte sich grauer Himmel, Menschen hasteten unter Schirmen durch die Straßen, die Natur stagnierte. Aber heute schon wärmt uns die Sonne, strecken die Bäume ihre jungen Triebe in den blauen Himmel, führen die Enten ihre Küken zum ersten Mal zum Schwimmen aus. Das Glück des ersten Frühlingstages ist mit kaum etwas zu vergleichen.

Aus Erfahrung wissen wir, dass auch dem grauesten Tag wieder der Frühling folgt, das ist der Lauf der Dinge. Manchmal mag es so scheinen, dass es zu lange dauert, oder dass die grauen Tage überwiegen. Gelassenheit bedeutet auch die Gewissheit, dass das Glück zurückkommt, selbst wenn wir gerade schwierige Zeiten durchmachen. So wie auf jeden Winter auch wieder ein Frühling folgt.

99

„Die Seligkeit eines Augenblicks verlängert das Leben um tausend Jahre."

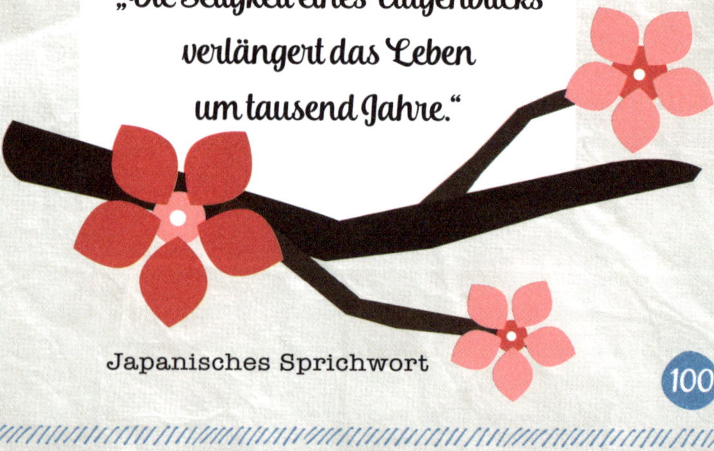

Japanisches Sprichwort

100 →

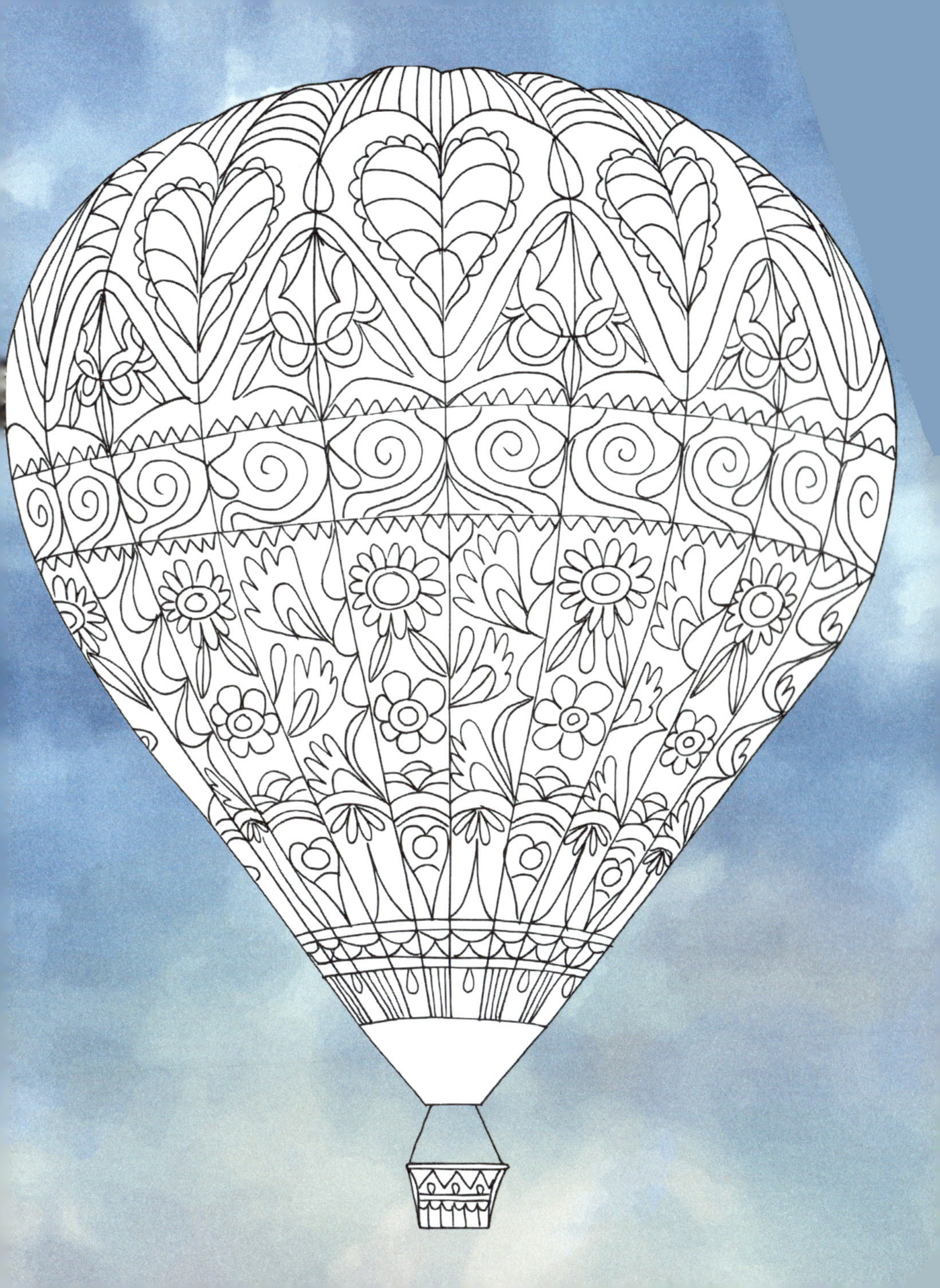

Text- und Bildnachweise

ort und alle Texteinträge; Delphin Verlag: jeweils die Einleitung zu Weg 7, 12, 37, 45, 56, 62,

Wellnessideen:
a Lainka: Weg 45, 72 und 89; Jessica Stuckstätte: Weg 22, 62 und 77

te:
phin-Verlag: Weg 12, 37 und 56; Rafael Pranschke: Weg 93; Annerose Sieck: Weg 85

Yoga-Übungen:
Barbara Klein, Jutta Schuhn, Michael Sauer und Sylvia Winnewisser: Weg 17, 52, 74 und 90

Ausmalbilder:
Tannaz Afschar: Weg 49; Isabelle Metzen: Weg 7, 40, 69, 78, 100; Doris Weigl: Weg 21, 31, 59 und 88

Fotos:
Ullrich Alber: Weg 72; Studio Klaus Arras: Weg 37; Rafael Pranschke, Lukas Kotremba: Weg 93; Maren Stöver, Cutter & Soul: Weg 22, 62 und 77; TLC-Fotostudio: Weg 12 und 85

Illustrationen:
Delphin-Verlag: Hintergrund Karopapier; Wolke und Vögel Weg 73

Fotolia.com: © Annykos (Yogafrau Wasserfarben Weg 8), © art_of_sun (Hintergrund blaue Wasserfarben mit Wellen), © benjavisa (bunte Tropfen Weg 34), © Bits and Splits (Hintergrund Weg 81), © darina13 (Fahrrad Weg 81), © derbisheva (Ballons Weg 73), © elinacious (Wasserfarbbild Weg 80), © Jürgen Fälchle (Hintergrund Raufaser-Papier), © gl_sonts (Gespenst Weg 50), © kamenuka (Marmeladenglas Weg 56), © laplateresca (Hintergrund Wasserfarb-Punkte in Rosa-Orange), © lumencre (Farbklecks Weg 2 und 92), © natalilyubova (Baum Weg 4), © NextMars (Hintergrund Wasserfarbhimmel Weg 73), © pomah (Hintergrund weißes Papier mit Knickstellen), © Veronika Rumko (Schrägstrichrahmen), © tanawatpontchour (Hintergrund Graupappe)

Designed by freepik.com: © Art.shcherbyna (Hintergrund Weg 43/44, Feder Weg 54 und 65, Blume Weg 55 und 64); © aviyabc (Hintergründe Weg 7, 11, 22, 50, 59, 78 und 96); © balasoiu (Hintergrund Weg 63); © freepik (alle Illustrationen S. 3–5 sowie Weg 9, 24, 25, 41, 45, 53, 74, 79, 82, 86, 95 und 97; Hintergründe Weg 3, 18, 21, 32, 36, 39, 49, 54, 57, 61, 62, 70, 76, 77, 88 und 100; Blumen Weg 3, 5, 11 und 75; Farbkleckse Weg 6, 10, 23 und 83; Schmetterlinge Weg 29 und 51; Herzen Weg 14, 16, 22, 71, 72 und 89; Anker Weg 15; Schlüssel Weg 16; Schild Weg 17; Sonne Weg 20; Meditierender Weg 26; Frau in Yogapose Weg 30 und 90; Rahmen und Kreis Weg 33; Möhren Weg 37; Pfeil und Blüten Weg 38; Hunde Weg 43; Frau Weg 46; Stundenplan Weg 47; Rahmen Weg 48 und 58; Bücher Weg 60; Eis Weg 62; blaues Label Weg 66; Vögel Weg 71; Auto Weg 87; Traumfänger Weg 94; Möwe Weg 96; Kirschblütenzweig Weg 99); © Harryarts (Hintergründe Weg 31, 37, 40 und 91/92); © irikul (Ranken Weg 17 und 32); © kjpargeter (Hintergründe Weg 12, 15, 28, 56 und 71); © lyolya profitrolya (Farbklecks Weg 39); © Marifdez (Hintergrund Weg 42); © Olga_spb (Limettenscheiben Weg 93), © visnezh (Hintergründe Weg 27, 30, 52, 68 und 90)

Hinweis:
Dieses Buch wurde nach aktuellem Wissensstand sorgfältig erarbeitet. Dennoch erfolgen alle Angaben ohne Gewähr. Verlag und Autoren haften nicht für eventuelle Nachteile oder Schäden, die aus den im Buch beschriebenen Übungen oder den im Buch gegebenen Hinweisen resultieren.
Die in diesem Buch enthaltenen Ratschläge und Körperübungen ersetzen nicht die Untersuchung und Betreuung durch einen Arzt bzw. Psychologen. Vor Durchführung der Körperübungen sollte ein Arzt konsultiert werden, wenn Sie an gesundheitlichen Beschwerden leiden, regelmäßig Medikamente zu sich nehmen oder schwanger sind.